FISCHER

PROF. DR. MED.
SVEN GOTTSCHLING
MIT LARS AMEND

LEBEN BIS ZULETZT

Was wir
für ein gutes Sterben
tun können

FISCHER

MIX
Papier aus verantwortungsvollen Quellen
FSC® C083411

4. Auflage: Februar 2017

Originalausgabe

Erschienen bei FISCHER Taschenbuch
Frankfurt am Main, September 2016

Der Abdruck der Abbildungen auf den Seiten 230–259: mit freundlicher Genehmigung von Manuela Osterburg;
auf Seite 260: Bestattungen Albert, Inhaber R. Schnetzer.
Satz: Pinkuin Satz und Datentechnik, Berlin
Druck und Bindung: CPI books GmbH, Leck
Printed in Germany
ISBN 978-3-596-03420-8

Für die besten Kinder auf diesem Planeten:
Leonie, Lilou, Levy, Lenyo
dieses Buch ist für Euch

Inhalt

Ein furchtbarer Sturm kam auf. Der Orkan tobte. Das Meer wurde aufgewühlt und meterhohe Wellen brachen sich ohrenbetäubend laut am Strand. Nachdem das Unwetter langsam nachließ, klarte der Himmel wieder auf. Am Strand lagen aber unzählige von Seesternen, die von der Strömung an den Strand geworfen waren. Ein kleiner Junge lief am Strand entlang, nahm behutsam Seestern für Seestern in die Hand und warf sie zurück ins Meer.

Da kam ein Mann vorbei. Er ging zu dem Jungen und sagte: »Was du da machst, ist vollkommen sinnlos. Siehst du nicht, dass der ganze Strand voll von Seesternen ist? Die kannst du nie alle zurück ins Meer werfen! Was du da tust, ändert nicht das Geringste!«

Der Junge schaute den Mann einen Moment lang an. Dann ging er zu dem nächsten Seestern, hob ihn behutsam vom Boden auf und warf ihn ins Meer. Zu dem Mann sagte er: »Für ihn wird es etwas ändern!«

Verfasser unbekannt

Vorwort

von Professorin Dr. Dr. h.c. Margot Käßmann

Als Pfarrerin habe ich immer wieder erlebt, dass die Angehörigen im Trauergespräch sagen: »Mit dem Tod hatten wir doch gar nicht gerechnet!« Die Wahrheit war allerdings oft: Über den Tod hatten die Sterbenden und ihre Liebsten einfach nicht gesprochen. Es ist erstaunlich, dass der Tod alle angeht, aber so selten Gesprächsthema ist. Sogar in einer Situation, in der allen Beteiligten klar ist, dass es auf das Sterben zugeht, wird es ignoriert oder tabuisiert, trauen Menschen sich nicht, offen auszusprechen, was alle ahnen oder wissen. Je mehr ein Thema jedoch beiseitegedrängt wird, desto höher werden die Ängste. So kommt es sicher dazu, dass so viele Menschen sagen: Im Ernstfall will ich mir schnell und schmerzlos das Leben nehmen können. Auf keinen Fall will ich irgendjemandem zur Last fallen oder in eine für mich nicht erträgliche Situation kommen, die ich selbst nicht steuern kann.

Wer sich mit dem Tod befasst, Sterbende besucht oder gar begleitet, ein Hospiz kennenlernt, ändert den eigenen Zugang. Für mich hat der Tod etwas von seinem Schrecken verloren, seit ich erlebt habe, wie Menschen ihr Leben ausgehaucht haben, welchen Frieden das Loslassen des Lebens auch bedeuten kann. Den Tod mitzuerleben ist eine ungeheuer tiefe Erfahrung, die ich nicht missen möchte. So mache ich anderen immer wieder Mut, Sterbende zu besuchen, die Hemmung abzulegen, mit ihnen in Kontakt zu treten. Es gibt in dieser Hinsicht Gott sei Dank positive Entwicklungen. Ich freue mich darüber, dass immer öfter Krankenhäuser Sterbende nicht abschieben oder ignorieren, sondern ihnen Zeit und Raum und Ruhe geben. Immer öfter haben Angehörige den Mut, Sterbende bei sich zu behalten und sie persönlich zu begleiten, oft unterstützt durch ambulante Hospizdienste. Und dank eines großen ehrenamtlichen Engagements gibt es immer mehr Hospize, die ein Sterben in Würde ermöglichen.

Ich selbst bin Christin, und das Psalmwort »Meine Zeit steht in deinen Händen« ist mir ein Wegweiser. Nicht ich bestimme über meine Lebenszeit, sondern sie ist geschenkt von Gott, das glaube ich. Und so, wie ich diese Zeit bei der Geburt aus Gottes Hand nehme, so lege ich sie nach einer Lebensphase, in der ich versucht habe, nach Gottes Weisungen zu leben, in Gottes Hand zurück. Auf diese Weise fühle ich mich gehalten und getragen im Leben, im Sterben und darüber hinaus. Der Tod ist da kein Tabu, sondern ein Teil meines Lebens.

Den Schmerz will ich nicht leugnen, den Tod und Abschied, vor allem allzu früher Abschied, mit sich bringen. Religion ist kein Betäubungsmittel, kein »Opium des Volkes«. Aber wir nehmen dem Tod einen Teil seiner Macht über uns, wenn er nicht der ist, »dessen Namen wir nicht nennen«. Deshalb ist es gut, dass dieses Buch den Tod schildert, darstellt, seine verschiedenen Facetten benennt. Und es ist auch gut und wichtig, die Fragen offen stellen zu dürfen, auch Ratschlag zu erhalten, wenn ich überlege: Wie will ich sterben? Oder: Wie begleite ich einen Menschen auf dem letzten Weg? Offen auch meine Ängste aussprechen zu dürfen, ist so hilfreich!

Nun weiß ich, dass den Kirchen immer wieder unterstellt wird, mit ihren kritischen Anfragen an »aktive Sterbehilfe« verfahre sie nach einem Verbotsmechanismus. Ich will niemandem etwas verbieten. Aber ich habe den Eindruck, wir verlieren die Geduld mit dem Sterben und damit die Geduld mit den Sterbenden. Auch der Tod soll schnell und effektiv, gewissermaßen machbar, ja ökonomisch vertretbar sein, und unter unserer persönlichen Kontrolle stehen. Aber wir können nicht über alles im Leben verfügen, und das ist gut so. Zuzulassen, dass Sterben seine Zeit braucht und dass es sich dabei nicht um verlorene Zeit handelt, sondern um tiefe menschliche und zwischenmenschliche Erfahrung, das verändert den Blick und vertieft das Leben. Natürlich ist es ökonomisch schwer darstellbar, einem Sterbenden die Hand zu halten. Aber es wäre eine arme Gesellschaft, die das nicht unterstützt.

So freue ich mich über dieses Buch. Sven Gottschling räumt als erfahrener Arzt mit Ängsten und Mythen auf. Ich habe in letzter Zeit durchgehend erlebt, dass Menschen ohne Schmerzen in den Sterbeprozess gehen konnten, wo die Palliativmedizin verfügbar war, und Gottschling bestätigt, dass das möglich ist. Vor allem die Angst, an Schläuchen ausgeliefert zu sein, kann genommen werden. Das Sterben zuzulassen, es nicht zu verzögern, sondern so zu begleiten, dass es in Würde möglich ist, darum geht es.

Oft habe ich auch erlebt, wie dankbar Angehörige zurückblicken, die diesen Prozess bewusst miterlebt und begleitet haben, in aller Offenheit mit Blick auf die Situation. Ein Abschied in Klarheit und Würde ist etwas anderes, als wenn so vieles unausgesprochen bleibt, der Tod einfach nur verdrängt wird.

Wir können viel für ein gutes Sterben tun. Und das wird

auch unser Leben verbessern. So wünsche ich »Leben bis zuletzt« viele Leserinnen und Leser, die angerührt und aufgewühlt werden, ja, die sich angeregt fühlen, über das Sterben ins Gespräch zu kommen – ohne Angst.

Berlin im März 2016
Margot Käßmann

Ida

Ida ist über neunzig, als sie unangekündigten Besuch bekommt. Bis zu diesem Zeitpunkt hat sie sich und ihren ebenfalls über neunzig Jahre alten Lebensgefährten, der an einer leichten Form der Demenz erkrankt ist, weitestgehend selbständig versorgt. Abgesehen von einer Putzhilfe und etwas Unterstützung beim Einkaufen, sind die beiden auch im hohen Alter gut miteinander klargekommen. Ida hat jeden Tag gekocht und nebenher noch intensiven Kontakt zu vielen Nachbarn aus der Wohnanlage gepflegt.

Der ungebetene Gast schleicht sich recht unspektakulär in Idas Leben. Sie bemerkt eine leichte Schwäche in einem ihrer Arme und kommt sprachlich ein wenig durcheinander. Als sie zur Abklärung ins Krankenhaus gebracht wird, bestellt sie bei ihrer Tochter statt des Nachthemdes mit kurzen Armen ein Nachthemd mit kurzen Kerzen. Leider bleibt es nicht bei diesem ersten kleinen Schlaganfall, und so folgt wenige Tage später ein zweiter, ein wesentlich massiverer. Die Situation verschlimmert sich. Idas linke Körperhälfte ist nun vollständig gelähmt, und sie verliert ihr Bewusstsein. Die Familie findet am Krankenbett zusammen und wird von der jungen Stationsärztin, die man für dieses Gespräch auserkoren hat, darüber informiert, dass es ein schwerer Schlaganfall sei und man jetzt einfach abwarten müsse. Angesichts der üblichen altersbedingten Begleiterkrankungen und des hohen Alters der Patientin könne der aktuelle Zustand aber auch bedeuten, dass es kein gutes Ende nehmen würde.

Ida wird in ein Einzelzimmer ans Ende der Station verlegt, und man sichert der Familie die bestmögliche medizinische Versorgung zu. In all den Jahren war sie stets der Dreh- und Angelpunkt der Familie und hat ihre eigenen Bedürfnisse immer zurückgestellt, um für alle da zu sein. Der Familienrat beschließt ohne zu zögern, dass von jetzt an rund um die Uhr jemand bei ihr bleiben wird, um für sie da zu sein. Nachts ist dafür der Enkel zuständig. Er ist Mitte zwanzig, studiert Medizin, hat gerade Semesterferien und somit viel Zeit. Außerdem ist er eine Nachteule.

In den kommenden acht Tagen bis zu ihrem Tod lernt diese Familie sehr viel über das Sterben im Krankenhaus, Kommunikation mit Angehörigen, Schmerztherapie, Flüssigkeitsgabe und die Sinnhaftigkeit von Routineabläufen in Krankenhäusern. Ida hatte keine Patientenverfügung hinterlegt, aber jedem in der Familie ist völlig klar, dass eine so aktive, lebenslustige, in höchstem Maße selbstbestimmte Frau wie sie in einem derartigen Zustand nicht hätte weiterleben wollen. Einstimmig wird der Verzicht auf Wiederbelebungsmaßnahmen und der Verzicht auf die Verlegung auf eine Intensivstation im Falle einer weiteren Verschlechterung des Zustandes besprochen und festgelegt. Es sollen lediglich lindernde und begleitende Maßnahmen durchgeführt werden. Ida soll, wenn der Zeitpunkt gekommen ist, sterben dürfen.

Sie werden mittlerweile unschwer erraten haben, dass ich dieser junge Medizinstudent war – und Ida meine geliebte Oma. Ich möchte Ihnen gerne vermitteln, wie hilflos, zum Teil auch nutzlos ich mich trotz einer gewissen medizinischen Vorbildung (zwei Jahre Rettungssanitäter im Rahmen des Zivildienstes, vier Jahre Medizinstudium bis zu diesem Zeitpunkt) während dieser Zeit gefühlt habe.

In den nächsten Tagen durften wir im Krankenhaus einige interessante Erfahrungen machen. Nachdem von unserer Seite, also der Familie, klar und deutlich ausgesprochen und sogar schriftlich dokumentiert wurde, dass Ida sterben darf, fand bei ihr plötzlich keine reguläre ärztliche Visite mehr statt. Kein einziges Mal haben wir einen der Oberärzte, geschweige denn den Chefarzt zu Gesicht bekommen. Im Laufe der kommenden Woche gab es noch zwei Gespräche zwischen der Familie und der Stationsärztin. Beide Gespräche wurden jedoch vehement von der Familie eingefordert. Wir hatten allerdings das Gefühl, dass diese junge Ärztin mit der Gesamtsituation kolossal überfordert war. Es kam uns so vor, als habe man die jüngste und unerfahrenste Ärztin vorgeschickt, um den lästigen Teil zu erledigen, sprich die nervende Familie der Patientin ruhigzustellen. Zum einen delegiert man unangenehme Tätigkeiten bekanntlich gerne an das schwächste Glied der Kette, zum anderen kann man ja bei einem sterbenden Patienten ohnehin nicht mehr viel falsch machen.

Verstehen Sie mich jetzt bitte nicht falsch. Diese Ärztin war durchaus freundlich, warmherzig und gewillt, nur war sie, glaube ich, in dieser Situation ähnlich hilflos wie wir und dadurch nur bedingt eine Stütze. Nicht einmal ist es ihr gelungen, die Worte »sterben« oder »Tod« tatsächlich auszusprechen. Es wurden Formulierungen gebraucht wie »wir wissen nicht, wie lange es noch geht«, oder »es sieht nicht gut aus«, oder »es könnte jederzeit passieren«. Ihr Blick war dabei selten auf uns gerichtet. Natürlich war uns klar, was mit diesen Umschreibungen gemeint war. Trotzdem hätten wir uns eine klare, deutliche und vor allem ehrliche Ansprache gewünscht. Auch wäre es schön gewesen, wenn nicht wir als Familie die Gespräche hätten einfordern müssen. In meinen Augen hätte es selbstverständlich sein sollen, dass vonseiten der Ärzte das Gespräch mit den Angehörigen eines sterbenden Menschen aktiv gesucht wird.

Meine Oma war zwar bis zu ihrem Tod bewusstlos, aber durch Anwesenheit, gesprochene Worte und durch Berührungen immer noch gut erreichbar. Sie hatte Schmerzen. Diese äußerten sich durch deutliche Unruhe, Wimmern oder auch leises Stöhnen. Nach der ersten Gabe niedrig dosierten Morphins entspannte sie sich zwar merklich, aber leider lief auch hier nicht alles so, wie es hätte laufen können. Sie bekam die schmerzlindernden Morphin-Spritzen tief in die Muskulatur gespritzt anstatt dorthin, wo es nicht oder kaum weh tut, also in die Vene oder in das subkutane Fettgewebe (wie beispielsweise bei einer Anti-Thrombose-Spritze). Der Effekt der Schmerztherapie hielt auch immer nur für etwa vier bis sechs Stunden an. Danach begann erneut eine zunehmende Unruhe, die bis zur nächsten Verabreichung des Schmerzmedikamentes anhielt. Leider wurde ihr damals nur alle acht Stunden eine Morphin-Spritze zugestanden. Uns wurde das mit dem Risiko einer möglichen Überdosierung begründet. Ich habe es damals selbst nicht besser gewusst und die unqualifizierte Aussage des Arztes hingenommen.

Vonseiten des Pflegepersonals verhielt man sich uns gegenüber deutlich professioneller: Oma Ida wurde regulär in die pflegerischen Abläufe der Station eingebunden und wurde, wie alle anderen Patienten auch, regelmäßig überwacht. Sie »genoss« alle pflegerischen Maßnahmen, unter anderem mehrmals nächtliche Puls- und Blutdruckkontrollen, Abführmaßnahmen und natürlich die obligatorische Versorgung mit Flüssigkeit, denn man möchte ja niemanden verdursten lassen. Für Gespräche waren oder fühlten sich die Pflegekräfte nicht autorisiert. Es herrschte Dienst nach Vorschrift, nicht mehr und nicht weniger. So blieben meine nächtlichen Fragen unbeantwortet, warum bei einem sterbenden Menschen, bei dem rund um die Uhr jemand am Bett sitzt und der eigentlich auch sterben darf, trotzdem zweistündliche Blutdruckkontrollen notwendig sind, oder warum bei offensichtlichen Schmerzen viele weitere Stunden bis zur nächsten Morphingabe gewartet werden musste.

Während der sieben Nächte, die ich am Bett meiner geliebten Oma Wache gehalten habe, sind mir nicht nur viele gemeinsame Erlebnisse und ihre unnachahmlichen Sprüche (»Sven, du kannst machen, was du willst, aber du musst auf mich hören!«) durch den Kopf gegangen, nein – ich hatte auch viel Zeit, darüber nachzudenken, was ich mir für meine Oma, für uns als Familie und für mich als künftigen Chefarzt in diesem Gesundheitssystem anders gewünscht hätte. In dieser Woche im Krankenhaus haben wir mehr als deutlich gespürt, dass es hier nie um die Person Ida ging, dass es nicht darum ging, die körperlichen Beschwerden bestmöglich unter Kontrolle zu bekommen und dass es auch nicht darum ging, uns als Betroffene zu stützen und möglichst gut aufzuklären. Was da in diesem Bett lag und starb, war nicht die Person Ida, unsere geliebte Oma, ein Teil unserer Gesellschaft, sondern die personifizierte größtmögliche Niederlage des Gesundheitswesens – ein Mensch, den man nicht mehr retten konnte oder durfte (schließlich hatten wir ja eine Therapiebegrenzung beschlossen), der dann auch noch von seinen überbehütenden Angehörigen begluckt wurde.

Ich habe aus dieser Begleitung heraus unendlich viel gelernt, nicht nur für mich als Privatmensch, sondern auch für mein Leben als Arzt. Heute bin ich zutiefst davon überzeugt, dass wir Professionellen im Gesundheitssystem vor allem dann hilfreich für betroffene Sterbenskranke und deren Angehörige sein können, wenn wir uns um drei wesentliche Dinge bemühen: eine bestmögliche Kontrolle leidvoller Beschwerden, das Zulassen von Nähe in diesen unglaublich intimen und verletzlichen Momenten und, ganz unabdingbar, das Praktizieren von Wahrhaftigkeit. Wenn wir diese drei Punkte beherzigen, werden wir für einige Menschen das schaffen können, was ich als eines der wichtigsten Ziele guter Palliativversorgung ansehe: eine anhaltende Erinnerung an einen erträglichen Tod eines geliebten Menschen zu ermöglichen.

Erstes Kapitel

»Das ist doch wahnsinnig belastend. Ich könnte das nie!«

Vom Glück und Privileg, mit sterbenskranken Menschen arbeiten zu dürfen

Die kleine Frieda ist an einer besonders aggressiven Form von Blutkrebs erkrankt. Als die Diagnose gestellt wird, ist sie noch nicht einmal ein Jahr alt. Alle Versuche, die Erkrankung in den Griff zu bekommen, scheitern. Nach über einem halben Jahr intensiver Chemotherapie, Stammzelltransplantation, Hoffen, Bangen und wieder Hoffen ist es traurige Gewissheit: Die kleine Frieda wird an ihrer Leukämie sterben. Die behandelnden Ärzte rufen uns dazu, denn die Familie hat nur noch einen letzten Wunsch: Sie möchten, dass Frieda zu Hause sterben darf.

Dazu gibt es ein paar »kleinere« Hürden zu überwinden: Die Familie wohnt eine gute Autostunde von der Klinik entfernt. Frieda hat massive Schmerzen und durch eine Ansammlung von Flüssigkeit im Bereich des Brustkorbes zusätzlich Atemnot. Sie benötigt eine Schmerzpumpe und immer wieder die Gabe stark wirksamer Medikamente in die Vene, da sie mittlerweile zu schwach ist, um selbständig schlucken zu können.

Ich lerne Frieda und ihre Eltern an einem Donnerstagnachmittag kennen. Frieda liegt in ihrem Bettchen – sie sitzt mehr, als dass sie liegt, weil sie nur in dieser Position halbwegs gut Luft bekommt. Sie atmet schnell und angestrengt, stöhnt immer wieder, macht dann kurz die Augen auf und dämmert wieder weg. Sie ist furchtbar blass und schwitzt stark. Ihre noch jungen Eltern, beide Ende zwanzig, sitzen am Bett und stützen sie. Schon nach dem ersten Gespräch wird sehr schnell klar, dass sie wissen und auch spüren, dass ihr Kind nur noch wenige Tage zu leben hat. Sie wünschen sich nichts sehnlicher, als ihre kleine Tochter zum Sterben nach Hause zu holen. Aber sie haben Angst. Sie fürchten sich vor möglichen Schmerzen und Erstickungsanfällen, und dass sie nicht wissen, wie sie ihrem Kind in so einer Situation helfen sollen. Beide waren noch nie beim Sterben eines Menschen dabei und haben keine konkrete Vorstellung vom Sterben ihrer Tochter, aber, wie gesagt, wahnsinnige Angst davor, dass es leidvoll sein wird und dass sie als Eltern das qualvolle Sterben ihres eigenen Kindes hilflos mit anschauen müssen. Nach einem ausführlichen Gespräch vereinbaren wir, dass Frieda am nächsten Tag nach Hause entlassen wird. In der Zwischenzeit wird durch mein Team die häusliche Versorgung organisiert, Medikamente für Notfallsituationen werden bestellt, und wir sichern der Familie eine Rund-um-die-Uhr-Erreichbarkeit durch qualifizierte Pflegekräfte und Kinderärzte zu.

Da seit 2007 jedem sterbenskranken Menschen in so einer Situation eine qualifizierte häusliche Palliativversorgung (SAPV) gesetzlich zusteht und dies zumindest in einigen Regionen Deutschlands auch umgesetzt wird, können wir Frieda glücklicherweise diesen Service anbieten.

In den folgenden zweiundsiebzig Stunden bis zu ihrem Tod fanden insgesamt vier pflegerische und vier ärztliche Hausbesuche bei der Familie statt, die sich jeweils über mehrere Stunden erstreckten. Zusammengenommen haben wir

Ärzte und Pflegekräfte mit Fahrtzeiten und Anwesenheitsstunden rund dreißig Stunden mit Frieda und ihrer Familie verbracht. Die entzückende Vergütung der Krankenkasse für diese maximal intensive Versorgung eines sterbenden Kindes zu Hause betrug insgesamt übrigens weniger als achthundert Euro, aber dazu später mehr.

Friedas Zustand verschlechterte sich erwartungsgemäß schnell. Sie brauchte immer höhere Dosen an Schmerzmedikamenten und mühte sich auch mehr und mehr mit ihrer Atmung. Dank der eingesetzten Medikamente konnten ihre körperlichen Beschwerden aber stets ausreichend gelindert werden, und wir schafften es zudem, dass Frieda phasenweise wach und ansprechbar war und mit ihren Eltern in Kontakt treten konnte.

Als ich am Sonntagmorgen, dem dritten Tag nach ihrer Entlassung, wieder bei der Familie war und Frieda sah, hatte ich bereits den Eindruck, dass der kleine Körper das Ende seiner Kräfte erreicht hatte. Ich besprach mit den Eltern, wie der Prozess des eigentlichen Sterbens ablaufen würde und auf welche Veränderungen der Atmung, der Haut und noch einiger Dinge mehr sie sich einstellen müssten. Am Nachmittag, als ich wieder zu Hause war, erhielt ich einen Anruf. Die Eltern wünschten sich einen erneuten Besuch, da sie das Gefühl hatten, dass ihre Tochter bald sterben würde. Ich fuhr auf der Stelle los. Vier Stunden nach meinem Eintreffen ist Frieda dann friedlich und gut symptomkontrolliert in den Armen ihrer Eltern verstorben. Danach haben wir ihr die Zugänge entfernt, ihr ein schönes Kleidchen angezogen und noch sehr intensiv im kleinen Kreis mit und über Frieda gesprochen.

Was mich an dieser Begleitung unglaublich berührt hat, war die Stärke und Klarheit der Eltern. Im Vorfeld hatte ich alle Eventualitäten mit ihnen besprochen, und sie ließen sich ganz bewusst auf diesen Weg ein, nämlich ihr geliebtes Kind in seiner gewohnten Umgebung sterben zu lassen. Zu wissen, dass sie jederzeit auch zu Hause fachliche Hilfe erhalten würden, gab ihnen zusätzlich Kraft. Ich habe die beiden damals, in der Nacht von Sonntag auf Montag, mit dem sicheren Gefühl verlassen, dass sie trotz dieses unendlich schweren Schicksalsschlages daran nicht zerbrechen würden.

Drei Jahre später bin ich Friedas Eltern noch einmal begegnet. Ich war auf Vortragsreise bei einem Hospizdienst und sprach über das Thema »Versorgung sterbenskranker Kinder«. Der Saal war gut gefüllt. Nach meinem eineinhalbstündigen Vortrag standen sie plötzlich vor mir. Sie hatten in der Zeitung von der Veranstaltung gelesen und wollten die Gelegenheit nutzen, mich nochmals zu treffen. Sie bedankten sich für die Möglichkeit, dass ihr Kind zu Hause hatte sterben dürfen, und für die Sicherheit, die ich ihnen in der Situation vermitteln konnte. Der schönste Satz kam dann aber von der Mutter: »Ich bin übrigens im sechsten Monat schwanger, und wir freuen uns beide riesig.«

Sie können sich sicherlich vorstellen, dass auch ich in diesem sehr besonderen Moment mit den Tränen zu kämpfen hatte.

◈

Was die Zukunft anbelangt,
so haben wir nicht die Aufgabe, sie vorherzusehen,
sondern sie zu ermöglichen.

◈

Welch wunderbarer Satz von Antoine de Saint-Exupery, dem weltberühmten Autor von »Der kleine Prinz«, der haargenau auf meine tägliche Arbeit zutrifft. Ich betrachte mich nicht als Halbgott in Weiß mit der Fähigkeit, Lebenszeit zu vergeben, auch wenn das oft von mir erwartet wird. Ich bin Palliativmediziner. Meine Aufgabe besteht darin, die verbleibenden Tage, Wochen, Monate und manchmal auch Jahre meiner Patienten mit der bestmöglichen Lebensqualität zu füllen. Ich will körperliche und psychische Symptome wie Schmerzen, Angst und Übelkeit lindern und versuche jeden Tag aufs Neue zu vermitteln, dass der Tod etwas Natürliches ist und dass man lernen kann, ihn zu akzeptieren. Der Tod ist nichts Schreckliches. Die fürchterliche Vorstellung vom Tod macht ihn erst furchtbar.

Ich möchte meinen Patienten das sichere Gefühl geben, dass wir bis zum Ende für sie da sind. Diesen berühmten Satz »Wir können nichts mehr für Sie tun«, vor dem sich viele so sehr fürchten, gibt es bei mir nicht. Es kann immer geholfen werden. Ja, immer! Man muss sich nur die Mühe machen, genau hinzusehen. Ebendiese Eigenschaft haben wir als Gesellschaft jedoch verlernt. Wir hören nicht mehr zu und schauen auch nicht mehr hin. Alte oder sterbenskranke Menschen passen eben nicht in unser modernes, superaufgerüstetes und bis ins letzte Detail durchdesigntes Weltbild. In den Medien und in der öffentlichen Wahrnehmung finden sterbenskranke Menschen kaum statt, und entsprechend fühlen sich die Betroffenen und deren Angehörige in ihrer Hilf- und Ratlosigkeit oft völlig alleingelassen. Und nicht gesehen. Ignoriert. Und schon kommt, meist aus Verzweiflung, das Thema Sterbehilfe ins Spiel.

An dieser Diskussion stört mich seit Jahren, dass wir immer wieder über Menschen reden, die man durch eine Spritze von unendlichem Leid erlösen will, das sie vermutlich gar nicht hätten, wenn wir nur die Möglichkeiten der Palliativversorgung richtig nutzen und sie vor allem flächendeckend anbieten würden. Die Palliativmedizin nicht auszubauen, dafür aber über aktive Sterbehilfe nachzudenken, ist geradezu zynisch. Das Problem ist, dass man mit Palliativversorgung leider kein Geld verdienen kann. Für die Pharmaindustrie und die Krankenhäuser ist hier nichts zu holen, also wird auch nicht investiert. Keine Forschung, kein Fortschritt, keinerlei Anreize, sich auf diesem Gebiet zu engagieren! Diese Entwicklung bereitet mir große Sorgen. Ich habe die Befürchtung, dass die Palliativversorgung in der Zukunft noch schlechter wird, je mehr über Sterbehilfe diskutiert wird. Natürlich ist es im Zweifel einfacher und billiger, einen Menschen »wegzuspritzen«, als ihm beizustehen, und das passt auch besser in unsere Entsorgungsgesellschaft. Aber wollen wir wirklich in so einer Gesellschaft leben? Leider werden in der öffentlichen Debatte nur die Alternativen diskutiert: auf der einen Seite schreckliche Schmerzen, auf der anderen Seite die aktive Sterbehilfe. Die Palliativversorgung hat aber eine ganz andere Blickrichtung. Wir behandeln nicht Sterbende, sondern Lebende, die bald sterben werden. Das ist ein riesengroßer Unterschied.

Die folgenden Seiten handeln von Leid, Sterben und Tod und auch davon, wie wir uns als Gesellschaft grundsätzlich zu diesem Thema positionieren und zukünftig mit unseren Sterbenskranken umgehen möchten. Trotz aller vermeintlichen Schwere des Themas möchte ich Ihnen schon jetzt eine wundervolle Botschaft mit auf den Weg geben: Wir sitzen alle im gleichen Boot, und zwar wirklich, nicht wie Sie es vielleicht von ihrer Arbeit kennen: Alle rudern, damit der Chef Wasserski fahren kann. In diesem Kahn sitzen wir alle gleichberechtigt.

Seit Beginn der Menschheit sind auf diesem Planeten über

zweihundert Milliarden Menschen gestorben, und trotz aller Fortschritte der Medizin, trotz aller berechtigter Euphorie über neue Krebsmedikamente und verbesserte Therapien für Menschen mit Schlaganfällen, wird sich an der Tatsache, dass wir alle nicht nur sterben müssen, sondern auch werden, niemals etwas ändern. Das bedeutet im Umkehrschluss aber auch, dass wir endlich aufhören sollten, das Thema »Tod und Sterben« zu tabuisieren und es in die Institutionen zu verlagern, nach dem Motto: Gestorben wird im Krankenhaus oder in den Pflegeeinrichtungen, aber es trifft ja ohnehin nur die anderen. Nein, dieses existentielle Thema trifft uns alle, und die einzigen drei Fragen, die wir uns dazu wirklich stellen sollten, lauten: wann, wo und wie.

Dieses Buch soll einen Anreiz geben, über dieses große Thema in Diskussion zu treten. Dies gelingt aber nur, wenn wir endlich die Mythen über das Sterben entzaubern und die tatsächlichen Fakten so vielen Menschen wie möglich und in einer für alle verständlichen Sprache zugänglich machen.

Als Palliativmediziner hat man fast grenzenlose Möglichkeiten, körperliche Beschwerden wirkungsvoll zu lindern, aber auch seelische Unterstützung zu bieten. Ich betrachte die vielen Begegnungen mit meinen Patienten und deren Angehörigen als ein Geschenk, und so kann ich für mich sagen, dass, egal wie viel Zeit, Energie und Emotionen ich investiere, ich immer ein Vielfaches von den Patienten und Angehörigen zurückbekomme. Ich bin zutiefst dankbar, in diesem Bereich arbeiten zu dürfen. Ja, mir geht es gut und ich bin sicher, dass ich die nächsten zwanzig bis fünfundzwanzig Jahre gerne und mit aller mir zur Verfügung stehenden Energie diesem sehr besonderen Gebiet der Medizin treu bleiben werde.

Eigentlich bin ich Kinderarzt. In der Regel wird man Kinderarzt, um Kinder in ihrer Entwicklung zu begleiten, im

Rahmen schwerer Erkrankungen bestmöglich zu versorgen und sie eines Tages hoffentlich gesund in die Welt der Erwachsenen zu entlassen. Natürlich gibt es auch schlimme unheilbare Erkrankungen bei Kindern. Noch immer sterben fast zwanzig Prozent aller Kinder mit einem Krebsleiden. Trotzdem beschäftigt sich ein Kinderarzt mit dem Thema »Sterben und Tod« nur am Rande. Was veranlasst also jemanden nach über zehnjähriger Tätigkeit als Kinderarzt, sich ausschließlich der Versorgung von sterbenskranken Kindern und Erwachsenen zu widmen? Immer wieder höre ich Bemerkungen wie: »Wie erträgst du das? Du hast doch selbst Kinder!« Das stimmt, ich habe vier gesunde Kinder im Alter von drei, vier, neun und dreizehn Jahren. Trotzdem war die Entscheidung, sich ausschließlich um Sterbenskranke zu kümmern, die beste, die ich treffen konnte. Ja, es gibt sie, die schrecklichen Momente in meinem Beruf. Verzweifelte Eltern, die einen bis zuletzt anflehen, nach weiteren Heilungsmöglichkeiten für ihr Kind zu suchen. Angstgeweitete Kinderaugen, die einen fragend anschauen. Erwachsene, die keine Angehörigen mehr haben oder sich verkracht haben und einsam und verbittert einen oftmals schweren Tod sterben. Aber trotz all der Traurigkeit und Verzweiflung, die der Umgang mit Sterbenden und ihren Familien unweigerlich mit sich bringt, überwiegen die schönen Augenblicke und die besonderen Begegnungen, die man eben nur erfährt, wenn die Endlichkeit naht.

Die Wochen im Angesicht des Todes sind für alle Beteiligten sehr intensiv. Menschen, die wissen, dass ihre Zeit auf der Erde zu Ende geht, haben plötzlich keine Lust mehr auf all die Banalitäten, mit denen wir gesunden Menschen uns täglich abmühen, und kommunizieren das auch in aller Deutlichkeit. Gespräche werden auf einmal ganz konkret.

Sie reduzieren sich auf die existentiellen Dinge: Warum sind wir hier? Was ist der Sinn des Lebens? Was bedauere ich? Sterbende wollen oft noch ganz viel reden und ihre Erkenntnisse und Weisheiten weitergeben. Stichwort: »Mach nicht den gleichen Fehler wie ich, sondern …« Sie versuchen in buchstäblich letzter Sekunde zu versöhnen, zerstrittene Familienangehörige zusammenzubringen, Frieden zu schaffen und erteilen sogar noch Aufträge: »Versprich mir, dass du dich um deinen Bruder kümmerst. Er braucht dich, auch wenn er dir das nicht sagen kann …«

Man kann den Sterbenden in diesen Augenblicken direkt in ihre ungeschützte Seele blicken. Die Minuten, kurz bevor ein Mensch den finalen Atemzug nimmt, die letzten Blicke, wenn du erkennst, dass er friedlich und ohne Schmerzen sterben kann, dass sich all die Mühe gelohnt hat, sind unbeschreiblich. All das immer wieder miterleben zu dürfen, betrachte ich als großes Geschenk. Davon werde ich in diesem Buch berichten, um Mut zu machen, und um eine neue öffentliche Debatte anzustoßen: Wie möchten wir als Gesellschaft mit unseren Sterbenskranken umgehen?

Zweites Kapitel

Sterben und Tod – Mythen und Fakten

Mythos 1: **Sterben und Tod sind leidvoll und schmerzhaft**

»Auch die Ärzte stehen dem Leid der Patienten oft hilflos gegenüber.«

Mein Team und ich werden von den Kollegen der Lungenklinik bezüglich einer zweiundsechzigjährigen Patientin kontaktiert. Bei Pauline W., einer starken Raucherin mit ohnehin schon ordentlich eingeschränkter Lungenfunktion, wurde zusätzlich ein bereits gestreuter Lungenkrebs diagnostiziert.

Als ich das Zimmer betrete, sitzt vor mir ein kleines, abgemagertes Häufchen Elend. Frau W. sieht mit einem hoffnungslosen Blick zu mir auf und sagt: »Herr Doktor, können Sie mir nicht einfach eine Spritze geben, damit es endlich vorbei ist? Kein Hund muss so elendig krepieren. Bitte, bitte helfen Sie mir!«

Von außen betrachtet ist Pauline W. zwar durch die Erkrankung gezeichnet, jedoch gibt sie auf gezielte Rückfragen an, dass sie momentan weder unter stärkerer Luftnot noch unter unerträglichen Schmerzen leidet. Als ich sie dann frage, was die aktuelle Situation für sie denn so schlimm mache, dass sie mir gegenüber offen ihren Sterbewunsch äußert, bricht sie in Tränen aus. Sie erzählt, wie sie als junge Frau im Alter von zwanzig Jahren ihren Vater im Sterben begleitet hat, der im Rahmen einer Krebserkrankung zum Schluss unerträgliche Schmerzen erleiden musste. Ihr Vater lag schreiend zu Hause in seinem Bett, erlitt bis zur letzten Lebenssekunde Höllenqualen. Laut ihrer Aussage hat kein Arzt ihm in seiner Not helfen können. Sie erzählt mir auch, dass sie erst vor fünf Jahren ihren Ehemann verloren habe, der ebenfalls starker Raucher war und der im Rahmen einer chronischen Lungenerkrankung bei vollem Bewusstsein erstickt sei. »Ich habe solche Angst vor dem Sterben. Ich habe keine Angst vor dem Tod, aber ich habe solche Angst vor dem Sterben«, wiederholt sie immer wieder. »Das Schlimmste, was mir jetzt passieren kann, ist, dass die Ärzte sagen: Wir können nichts mehr für Sie tun. Gehen Sie nach Hause und sehen Sie zu, wie Sie zurechtkommen.«

Ich frage die Patientin, was denn passieren müsste, damit sie sich nicht mehr den Tod wünsche, und sie antwortet: »Wissen Sie, eigentlich bin ich ein lebenslustiger Mensch. Ich habe Spaß am Leben, ich genieße die Zeit hier sehr. Wenn Sie mir versprechen, dass Sie wirksame Medikamente haben, die mir meine Schmerzen nehmen, meine Luftnot lindern und wenn Sie mir Ihr Wort geben, dass man mich in meiner Not nicht alleine lässt, dann würde ich dem Leben noch eine Chance geben.«

Pauline W. wird in den folgenden Monaten intensiv von uns betreut. Mit einer Vielzahl von Maßnahmen gelingt es uns, sowohl die durch die voranschreitende Erkrankung auftretenden Schmerzen als auch die zunehmende Luftnot lange Zeit gut unter Kontrolle zu bekommen. In den letzten Lebenstagen, insbesondere, als das Atmen immer beschwerlicher wird und auch immer häufiger akute Luftnotattacken hinzukommen, besprechen wir mit ihr die Möglichkeit, sie mit Medikamenten sanft abzuschirmen, falls es gar nicht mehr zu ertragen ist. Sie verstirbt schließlich friedlich und gut symptomkontrolliert mehr als sieben Monate nach unserem Erstgespräch, ohne dass sie je sedierende Medikamente benötigt hat.

Vor einigen Jahren wurde eine vielbeachtete und in einer sehr renommierten medizinischen Fachzeitschrift veröffentlichte Studie vorgestellt, in der Eltern von an Krebs verstorbenen Kindern nach deren Tod gefragt wurden, wie wirksam die von den verantwortlichen Ärzten ergriffenen Maßnahmen gegen Schmerzen, Luftnot, Übelkeit und Ängste in den eingesetzten Therapien waren. Das erschütternde Ergebnis war, dass fast neunzig Prozent der befragten Eltern über unter- oder unbehandelte leidvolle Symptome ihrer Kinder kurz vor dem Tod berichteten. Sehr oft sind sogar überhaupt keine wirksamen Maßnahmen eingeleitet worden. In anderen Fällen wiederum wurde versucht, den Schmerz oder die Luftnot zu lindern, was jedoch nur zu einem geringen Prozentsatz tatsächlich gelang. Dieselben Eltern wurden ebenfalls befragt, wie zufrieden sie mit dem Behandlungsteam ihrer Kinder waren, und zu meinem Erschrecken gab die überwältigende Mehrheit der Eltern an, dass sie zufrieden bis hochzufrieden mit dem Ärzteteam waren. Auch hier zeigte sich sehr deutlich: Medizinische Laien (also fast alle Menschen auf dieser Erde) sind felsenfest davon überzeugt, dass insbesondere das körperliche Leid, das mit dem Sterben einhergeht, nicht linderbar ist und dass die verantwortlichen Ärzte alles in ihrer Macht Stehende getan hätten, um ihren Kindern bestmöglich zu helfen.

Würde man die behandlungsverantwortlichen Ärzte dieser Kinder befragen, wären auch sie sicherlich davon überzeugt, alles Menschenmögliche für ihre kleinen Patienten getan zu haben. Wenn ich Ihnen als Schmerz- und Palliativmediziner jetzt sage, dass es möglich ist, bei weit über neunzig Prozent aller sterbenskranken Menschen mit leidvollen Symptomen diese Beschwerden so weit zu kontrollieren, dass sowohl Patienten als auch Angehörige tatsächlich rückmelden, dass es akzeptabel und erträglich ist, dann steht dies in krassem Widerspruch zur Lebenswirklichkeit der Betroffenen. Wie kann das sein?

Hier lohnt es sich, einen kurzen Blick in die Ausbildung von Medizinern zu werfen. Sowohl die Palliativmedizin als auch die Schmerztherapie sind erst seit kurzem überhaupt Pflichtbestandteil des Medizinstudiums: die Palliativmedizin seit 2009 (hier ist die Schmerztherapie ein wichtiger Bestandteil), die Schmerzmedizin (beinhaltet auch die Behandlung chronischer Kopf- und Rückenschmerzen sowie weiterer Schmerzsymptome) erst seit 2012. Tatsächlich umgesetzt wird dies für die Palliativmedizin erst seit 2014, und die Schmerzmedizin steht sogar erst seit diesem Jahr (2016) verbindlich im Lehrplan. Das bedeutet, dass es fast ausschließlich die Studenten sind, die sich heute mit diesen Themen beschäftigen. Ein durchgreifender Wissenszuwachs wird demnach frühestens in acht bis zehn Jahren zu erwarten sein, wenn die Studenten von heute in Entscheidungspositionen kommen (zum Beispiel als niedergelassene Ärzte oder in fach- oder oberärztlicher Position in einer Klinik). Auch ich habe in meinem Medizinstudium nichts über Schmerz- oder Palliativmedizin gelernt. Wenn man aktuell Kollegen zu diesem Thema befragt, ist in aller Regel das Stufenschema der Schmerztherapie der Weltgesundheitsorganisation (WHO) aus dem Jahr 1986 das Einzige, was aktiv gewusst wird. Wenn man sich jetzt noch vor Augen führt, dass dieses Stufenschema ausschließlich dazu gedacht war, eine möglichst simple Handlungsanweisung für Krebsschmerzen in Entwicklungsländern zu etablieren, die kaum Zugang zu medizinischen Behandlungsmöglichen haben, dann kann man es durchaus auch weniger blumig formulieren: Die meisten Ärzte in Deutschland sind heute in puncto Schmerztherapie noch auf Drittweltniveau von vor dreißig Jahren!

Interessanterweise haben wir in unserem kulturellen Kontext zudem die tief verwurzelte Auffassung, dass Schmerz etwas ist, was man bis zu einem gewissen Grad aushalten muss und sich nach Möglichkeit auch nicht allzu sehr anmerken lassen sollte. Es heißt: »Stell dich nicht so an!«, »Beiß die Zähne zusammen!«, bis zu: »Ein Junge weint nicht!«

Gerade letztere Äußerung wird besonders gerne von »schmerzfreien« Vätern geäußert, die schon beim bloßen Gedanken an eine anstehende Zahnarztbehandlung kurz vor dem Kollaps stehen, aber von ihren Söhnen einfordern, »echte Männer« zu sein.

Spannend finde ich auch die Aussage: »Ein Indianer kennt keinen Schmerz«. Das ist nicht nur eine bekannte Redewendung, sie wird sogar in der Fernsehwerbung eingesetzt. Prinzipiell könnte man sich vorstellen, dass die Annahme, ein Indianer würde keinen Schmerz kennen, in der Sonnentanzzeremonie begründet sein könnte, in der Stammesangehörige Selbstverletzungen im Rahmen von Trancezuständen erfahren. Diese Riten, in denen eine Schmerzausschaltung mittels Selbst- oder Fremdhypnose erreicht werden kann, sind in vielen Kulturen, wie etwa den Fruchtbarkeitsfesten in Asien oder im afrikanischen Voodoo-Kult, bekannt. Dies lässt aber mitnichten den Rückschluss zu, dass die Betreffenden weniger oder gar keine Schmerzen empfinden. Es ist durchaus auch bei Westeuropäern problemlos möglich, eine Schmerzausschaltung mittels medizinischer Hypnose zu erreichen. Bei tiefer gehender Recherche stößt man irgendwann auch auf den Ursprung dieses Spruches über die angeblich schmerzfreien Indianer. Bezeichnenderweise ist diese Aussage nur im deutschsprachigen Raum wirklich geläufig und geht auf einen der bekanntesten deutschen Schriftsteller zurück – Karl May, der in seinem Buch »Der Schatz im Silbersee« schreibt: »Ein Indianer wird von frühester Kindheit an in dem Ertragen körperlicher Schmerzen geübt. Er gelangt dadurch so weit, dass er die größten Qualen ertragen kann, ohne mit der Wimper zu zucken.«

Karl May hat das Buch im Jahr 1890 verfasst, wobei er selbst jedoch erst 1908, also achtzehn Jahre später, zum ersten Mal amerikanischen Boden betrat. Es ist schon interessant zu sehen, wie stark die Phantasiewelt eines einzelnen Menschen über hundert Jahre später immer noch in der Bevölkerung nachhallt.

Verstehen Sie mich bitte nicht falsch: Ich möchte nicht den Eindruck erwecken, dass es grundsätzlich immer gelingt, ein friedvolles, gut schmerzkontrolliertes Sterben zu ermöglichen. Auch mit allen medikamentösen Möglichkeiten und dem ganzen Einsatz eines erfahrenen Teams gibt es immer wieder einzelne Patienten, bei denen dies nicht gelingt. Ich möchte Ihnen aber ein paar Ideen geben, warum es manchmal so schwierig ist und welche Gründe eine wirksame Linderung auch durch stärkste Medikamente verhindern.

Cecily Saunders, selbst Krankenschwester, Sozialarbeiterin und Ärztin, ist die Begründerin der modernen Hospiz- und Palliativbewegung. Sie hat viele kluge Dinge gesagt und Konzepte entwickelt, die auch heute noch gültig sind. So stammt von ihr unter anderem das »Total Pain«-Konzept, also das »Konzept des ganzheitlichen Schmerzes/Leides«. Wenn wir uns einmal den Schmerz als eines der bedrohlichsten Symptome herauspicken, ist es wichtig zu verstehen, wie Schmerz überhaupt entsteht, wie er empfunden und weiterverarbeitet wird. Bei chronischen Schmerzen, zum Beispiel Kopf- oder Rückenschmerzen, sprechen wir von einem biopsychosozialen Schmerzmodell, das bedeutet, dass Schmerzen nie nur eine körperliche Dimension haben. Es ist nicht nur das Messer, das im Oberschenkel steckt, das zu einer Ausschüttung von Transmittern führt, die wiederum Nervenenden erregen, die diese Informationen über das Rückenmark an das Gehirn weiterleiten und dort Schmerzen auslösen. In erheblichem Maße spielen hier auch andere Faktoren eine Rolle. So ist es wichtig zu verstehen (und zu akzeptieren!), dass Schmerzen immer im Kopf entstehen, auch, wenn man sich gerade mit einem Hammer auf den Daumen gehauen hat. Eine hochinteressante wissenschaftliche Arbeit aus dem Jahr 2003, in der renommierten Fachzeitschrift »Science« veröffentlicht, hat dies auf eindrucksvolle Weise belegt. Hierzu wurden gesunde Versuchspersonen in einen Kernspintomographen geschoben. Mittels funktioneller Kernspintomographie wurde dann geschaut, bei welchen Situationen die Areale unseres Gehirns aktiv werden, die für die Schmerzverarbeitung und Schmerzempfindung zuständig sind. Der Titel dieser Fachveröffentlichung trug den Namen: »Does rejection hurt?«, also »Tut Zurückweisung weh?«. Den freiwilligen Versuchspersonen der Studie wurde vorab erzählt, dass sie Mitspieler einer Gruppe in einem Teamspiel seien und dass sie gemeinsam mit anderen eine Aufgabe zu lösen hätten. Beim eigentlichen Spiel wurden die Versuchspersonen dann aber konsequent ausgegrenzt.

Das ist ungefähr wie zu früheren Schulzeiten, als auf dem Pausenhof zwei Mannschaften für ein Fußballspiel gewählt wurden und man selbst immer als Letzter übrig blieb, weil einen keiner haben wollte. Das hat auch weh getan. Genau das konnten die Autoren der Studie mit ihrem Versuch zeigen, dass sich im Gehirn exakt die gleichen Vorgänge in unseren Schmerzempfindungs- und Schmerzbewertungsarealen abspielen, wie wenn uns jemand einen körperlichen Schmerz zufügt. Wenn man sich das genau überlegt, haben solche Erfahrungen durchaus auch Eingang in unsere Sprache gefunden. Wir können mit Worten verletzen. Denken Sie nur an den geläufigen Begriff »Herzschmerz«, zum Beispiel bei Liebeskummer. Cecily Saunders geht bei Menschen mit lebensbegrenzenden Erkrankungen sogar einen Schritt weiter und ergänzt das biopsychosoziale Modell noch um die spirituelle Dimension. Ich will Ihnen die einzelnen Dimensionen jetzt ein klein wenig verdeutlichen.

Die körperliche Dimension des Schmerzes

Ein Tumor, der zum Beispiel in einen Nerv hineinwächst, oder ein Knochenbruch durch eine Metastase gehören mit zu den am leichtesten beherrschbaren Dimensionen des Schmerzes, die jedoch nichtsdestotrotz ein zum Teil enormes Fachwissen für eine sachgerechte Behandlung erfordern. Das werde ich Ihnen später intensiv im dritten Kapitel erläutern.

Die soziale Dimension des Schmerzes

Dieser Schmerz beziehungsweise dieses Leid zielt auf Fragen ab, die einen sterbenskranken Menschen umtreiben: Wo darf ich sterben? Wird es zu Hause sein? Geht es wirklich nur im Pflegeheim? Wie wird man sich dort um mich kümmern? Werde ich dort als der Mensch, der ich bin, wahrgenommen oder bin ich nur »der metastasierte Darmkrebs aus Zimmer drei«?, Wer wird mich begleiten? Wird meine Tochter für mich da sein können, obwohl sie zweihundert Kilometer entfernt wohnt und zwei kleine Kinder hat? Wird jemand Vertrautes bei mir sitzen und mir die Hand halten, wenn ich sterbe? Wie wird es denjenigen gehen, die ich zurücklasse? Wie sehr belaste ich die Familie ohnehin schon durch meine momentane Situation? Ist meine Frau hinreichend finanziell abgesichert, wenn ich sterbe oder muss sie unser Haus verkaufen?

Und die wichtigste aller Fragen, die fast jeden Menschen in so einer Situation beschäftigt: Wird man sich an mich erinnern? Habe ich Spuren hinterlassen? Gibt es gute Charaktereigenschaften, die sich in meinen Kindern wiederfinden?

Die Angst davor, vergessen zu werden und in der Erinnerung der nächsten Angehörigen zu verblassen, ist etwas, was Menschen sehr quälen kann. Hier kann es eine enorme Hilfe sein, offen darüber zu reden und gemeinsam zu überlegen, wie man auch auf den letzten Metern des Lebens noch etwas Bleibendes hinterlassen kann. Erst neulich haben wir eine knapp vierzigjährige Kollegin betreut, die ohne jedwede Vorwarnung durch eine metastasierte Tumorerkrankung binnen kürzester Zeit aus ihren Lebensbezügen gerissen wurde. Sie hatte sich mit einige Wochen anhaltenden Bauchschmerzen erst beim Hausarzt vorgestellt, als sich die Beschwerden unter den üblichen Maßnahmen nach fast einem Monat jedoch nicht besserten, wurde eine Bildgebung durchgeführt. Es wurde ein riesengroßer Tumor im Bauchraum festgestellt. Wiederum wenige Tage später beklagte die Patientin Kopfschmerzen und Schwindel. In der dann durchgeführten Bildgebung des Kopfes fanden wir zahllose Hirnmetastasen. Es war klar, dass die Zeit dieser Frau, insbesondere die

Zeit, in der sie noch klar bei Verstand war und Dinge noch bewusst äußern und regeln konnte, sehr begrenzt war. Wir haben dann gemeinsam überlegt, wie sie ihrem noch nicht ganz zweijährigen Kind persönliche Botschaften oder etwas anderes Bleibendes von sich hinterlassen könnte. So hat sie uns immer wieder kleine Anekdoten aus ihrem Leben (mit Kind und davor) erzählt, und wir haben alles mit einem Diktiergerät aufgenommen und für später festgehalten. Es ist ganz normal, dass bei einem Kind unter drei Jahren eine bewusste Rückerinnerung an die eigene Mutter später nicht möglich sein wird, das heißt, dieses Kind wird irgendwann tatsächlich seine eigene Mutter vergessen haben.

Es gibt wirklich schöne Möglichkeiten, was man aktiv gegen dieses Vergessen tun kann. Wir haben Menschen begleitet, die ein Tagebuch für ihre Kinder geschrieben haben, Fotoalben zusammengestellt und kleine Videos mit ihnen wichtigen Botschaften aufgenommen haben. Mittlerweile besitzt jedes Mobiltelefon eine Kamerafunktion, der Aufwand ist also ganz gering. Man kann kleine Briefe schreiben oder diktieren und diese zum Beispiel für einen in der Zukunft liegenden Geburtstag eines Kindes aufbewahren. Man kann ein besonderes Bild malen, welches später einen festen Platz in der Wohnung, zum Beispiel im Kinderzimmer, erhält und vertraute Personen mit speziellen Aufgaben instruieren. Der Phantasie sind im Prinzip keine Grenzen gesetzt, und so kann es tatsächlich gelingen, langfristig die Erinnerung an einen geliebten Menschen wachzuhalten. Diese konkreten Hinweise an einen Sterbenskranken und auch die Hilfe bei der Umsetzung sind für die Betreffenden und die Familie oftmals etwas sehr Wertvolles.

Die psychische Dimension des Schmerzes

Hier geht es unter anderem um die eigene angeschlagene Stimmung bis hin zur Entwicklung einer manifesten Depression, die in Anbetracht der Situation auch völlig verständlich wäre. Es ist aber wichtig zu wissen, dass auch solche Symptome linderbar sind, sei es durch Medikamente, psychotherapeutische Interventionen oder Gespräche. Eine große Rolle nimmt hier die Angst ein; die Angst vor Schmerzen, die Angst vor der Ungewissheit, die Angst vor Leid, die Angst vor Einsamkeit. Um Ihnen ein Gefühl dafür zu vermitteln, wie stark diese psychische Dimension eventuell auch den Schmerz nährt und ihn unerträglich macht, versuchen Sie doch mal, sich für einen kurzen Augenblick an Ihre Jugend zurückzuerinnern. Ich denke, dass jeder von uns mit dem Gefühl von Liebeskummer vertraut ist. Schließen Sie nun die Augen und holen Sie dieses Gefühl zurück. Können Sie spüren, wie unfassbar beschissen sich das damals für Sie angefühlt hat? Das ist ein Schmerz, der Sie in Ihren Grundfesten erschüttert und innerlich förmlich zerreißt. Nicht ohne Grund sind Trennungen bei Jugendlichen einer der Hauptgründe für Suizidversuche oder tatsächliche Suizide. Es tut einfach unfassbar weh, dabei ist körperlich überhaupt nichts passiert. Nirgendwo steckt ein Messer, und doch fühlt es sich genau so an, nur dass zusätzlich noch jemand permanent an dem verdammten Messergriff dreht.

Die spirituelle Dimension des Schmerzes

Hier handelt es sich in wesentlichen Anteilen um die Sinnfrage. Der Sinn des Lebens, der Sinn des Leidens, der Sinn des Sterbens. Warum ich? Was habe ich verbrochen? Ich habe mich mein Leben lang vegan ernährt, habe nie auch nur in der Nähe eines Rauchers gestanden, bin immer brav zum Yoga gegangen und ich, ausgerechnet ich, bekomme Lungenkrebs? Andere Fragen tauchen auf: Wie wird das sein, wenn ich sterbe? Was kommt danach? Kommt überhaupt etwas danach? Modere ich in der Erde vor mich hin? Werde ich als Darmbakterium wiedergeboren? Komme ich in den Himmel? Wenn ja, wie sieht es dort aus? Will ich da überhaupt hin, tummeln sich unten nicht die deutlich spannenderen Leute, und ist es dort nicht sowieso viel wärmer?

Hier kann eine religiöse Grundorientierung eine gewisse Stütze sein. Es gibt viele Menschen, die sich aufgrund ihrer Glaubenszugehörigkeit wohler, geborgener, aufgehobener fühlen und für sich ein gewisses Gefühl der Sicherheit haben, dass das, was nach dem Sterben kommt, für sie gut wird.

Ich selbst bin kein religiöser Mensch, und wie Sie sich sicherlich denken können, sehe ich, bedingt durch meinen Beruf, tagtäglich das geballte menschliche Elend. Ich sehe sterbende Kinder, zum Teil sogar nicht fassbare Einzelschicksale. So habe ich eine Familie über mehr als ein Jahrzehnt betreut, die alle vier Kinder durch Krebs verloren hat. Dafür gibt es keine Worte.

Auch ich habe keine Antwort auf das WARUM der Patienten. Was ich sagen kann, hat schon Herbert Grönemeyer ganz treffend besungen: »Das Leben ist nicht fair!«

Auf der anderen Seite war ich schon oft beim Sterben eines Menschen dabei, und diese Atmosphäre und diese Veränderung, die dabei im Raum spürbar werden, sind ganz besondere Momente, und so bin auch ich mir sicher, dass alles, was einen Menschen als Wesen ausmacht, nicht einfach so, wie durch einen Fingerschnips, erlischt. Wenn ein Mensch verstirbt, gibt es zum einen den Körper, der dann wirklich nur noch eine Hülle ist, aber für einige Augenblicke schwebt da noch mehr durch den Raum. Ich persönlich empfinde das ganz subjektiv als körperlich spürbar. Nennen Sie es Seele, nennen Sie es Geist, nennen Sie es, wie Sie wollen, aber ich glaube, dass dieser Teil von uns, der uns wirklich als Individuum so einzigartig macht, auf irgendeine Art und Weise unsterblich ist, weswegen der Moment des Sterbens bei aller Dramatik und Traurigkeit für mich auch ein Moment ist, bei dem ich ein Stück weit eine tiefe innere Ruhe und auch Zufriedenheit und Dankbarkeit empfinde.

Wie Sie vielleicht ein bisschen nachspüren können, sind Schmerz und Leid ein unglaublich vielschichtiges Gebilde, und ich hoffe, dass Sie verstehen, dass es weit mehr bedarf als einer Morphintablette, um dieses Leid zu lindern. Wenn Sie jedoch den einfachsten Schritt nicht gehen und den körperlichen Schmerz mit Hilfe der Morphintablette nicht lindern, haben Sie oftmals gar keine Chance, überhaupt zu diesen tieferen Schichten vorzudringen.

Mythos 2: **Ärzte als gottgleiche Lebenszeitvergeber**

»Ich gebe Ihnen noch drei Monate!«

Arzt zum Patient: »Herr Müller, ich habe ganz schlechte Nachrichten. Sie haben eine unheilbare Krebserkrankung. Ich gebe Ihnen noch zehn ...«
»Was meinen Sie mit zehn?«, unterbricht Herr Müller seinen Arzt hektisch und schaut ihn völlig irritiert an. »Zehn Jahre, zehn Monate, zehn Wochen? Was denn nun?«
Darauf der Arzt: »Neun, acht, sieben ...«

Wer kennt sie nicht, diese Sätze: »Mein Arzt hat mir noch drei Monate gegeben«, oder »Ich werde Weihnachten nicht mehr erleben«. Wozu führen solche Aussagen bei Patienten und Angehörigen?

Vor wenigen Wochen rief mich die verzweifelte Tochter einer betagten Patientin mit einem metastasierten Krebsleiden an. Der behandelnde Arzt hatte ihr wortwörtlich gesagt: »Ich gebe Ihrer Mutter noch maximal zwei Wochen!« Daraufhin hatte sie ihren verbleibenden Jahresurlaub genommen, ihre Mutter zu sich nach Hause geholt, versucht, alles zu regeln und sie in ihren letzten Lebenstagen bestmöglich zu begleiten. Die Tochter fragte mich nun am Telefon völlig verzweifelt: »Was soll ich denn jetzt nur machen? Die vierzehn Tage waren gestern um, meine Mutter lebt immer noch, sie liegt in ihrem Bett, schreit und wimmert vor Schmerzen, und ich muss ab morgen wieder arbeiten gehen ...«

Es gab den Fall einer Großfamilie, die bereits in allen Details die Beerdigung des Opas organisiert hatte, Einladungskarten drucken ließ und sogar schon einen Termin für den Friedhof festlegten. Das Problem war nur: Der Großvater war stur, wollte einfach nicht sterben und machte dem ganzen Clan einen schönen Strich durch die Rechnung. Dann standen plötzlich zehn Mann in meinem Arztzimmer und quasselten wild durcheinander: »Warum lebt Opa noch? Die Beerdigung war eigentlich gestern. Wie lange hat er denn nun? So eine Beerdigung muss man schon rechtzeitig planen, bei all den Menschen, sonst kann ja niemand ...«

Ein weiteres Beispiel ist eine völlig absurde Kleinanzeige, die ein lieber Kollege immer auf seinen Vorträgen zeigt: »Wir suchen für unsere Oma einen gut erhaltenen Ohrensessel (sollte noch etwa drei Monate halten).«

Sie sehen schon, in meinem Alltag als Arzt gibt es die

unterschiedlichsten Szenarien, die man mit ein bisschen Übung, Fingerspitzengefühl und Feinfühligkeit aber durchaus bewältigen kann. Da gibt es zum einen Patienten oder Angehörige, die am liebsten bis auf die Minute genau wissen wollen, wann sie oder ihr nächster Angehöriger denn versterben wird (die Planer), und es gibt andere, bei denen Sie als behandelnder Arzt das Gefühl haben, dass die deutliche Begrenztheit der Lebenszeit in keiner Weise bewusst ist oder bewusst werden darf (die Verdränger), bei denen Sie oftmals aber das Gefühl haben, es wäre dringend an der Zeit, dem Patienten dies aufzuzeigen.

Die Verdränger

Das sind Menschen, die, obwohl vielleicht nur noch wenige Tage oder Wochen vor ihnen liegen, gerne jetzt die Kreuzfahrt fürs nächste Jahr buchen möchten oder mit Ihnen jetzt darüber diskutieren wollen, welches Menü sie sich für die in knapp zwei Jahren stattfindende Goldene Hochzeit vorstellen. Hier lohnt es sich oftmals, ganz genau hinzuhören, denn vielfach sind das einfach nur Testballons, mit denen der Patient versucht herauszukitzeln, wie offen und ehrlich der behandelnde Arzt mit ihm umgeht. Ähnlich schlimm wie die präzisen »Lebenszeitvergeber« finde ich nämlich auch die sogenannten »Beschwichtiger«, die im Angesicht einer schon sterbenden Patientin eben jener gutgelaunt auf die Schulter klopfen und sagen: »Ach, das wird schon wieder, Frau Maier« oder »Keine Sorge, das kriegen wir schon hin, wenn Sie diesen Infekt überstehen (von dem sie als Arzt genau wissen, dass sie ihn nicht mehr überleben wird), dann haben Sie locker noch einige schöne Jahre vor sich.« Diese Ärzte verhindern aktiv bei den Patienten und den Angehörigen durch die Vermittlung falscher Hoffnungen, dass diejenigen auch wirklich bereit sind, sich mit den Fragen auseinanderzusetzen, die jetzt dran sind: Habe ich alle wesentlichen Dinge geregelt? Habe ich mich mit meiner Exfrau ausgesprochen? Habe ich es geschafft, meinem Sohn endlich mal zu sagen, wie wichtig er mir wirklich ist? Habe ich, habe ich, habe ich ...

Es ist völlig normal, verständlich und nur allzu menschlich, dass Menschen mit einer lebensbegrenzenden Erkrankung in dieser existentiellen Bedrohungssituation nach jedem hingehaltenen Strohhalm greifen, und es ist natürlich ebenso menschlich wie verständlich, dass man als Arzt lieber Hoffnung vermitteln möchte, als über den bald eintretenden Tod zu sprechen. Trotzdem muss uns bewusst sein, dass wir die Menschen, die es betrifft, aktiv daran hindern, sich mit der Situation auseinanderzusetzen. Solange sie das Gefühl haben, es ist noch Zeit, da geht noch was, können sie die Dinge, die eigentlich keinen Aufschub mehr dulden, trotzdem weiter von sich wegschieben. Doch irgendwann ist es genau für diese wesentlichen Dinge zu spät und die Trauer auf allen Seiten nicht nur groß, sondern unwiderruflich.

Ich finde es ziemlich lehrreich, Menschen selbst zu fragen, was sie über sich fühlen und denken. Wenn ich sie ganz konkret frage, wie lange sie glauben, noch zu leben, erlebe ich unheimlich oft, dass mich die Patienten erst mal überrascht angucken und etwas sagen wie: »Ja, also, ein halbes Jahr, denke ich schon noch ...« Und schieben ein hoffnungsvolles Fragezeichen hinterher. Wenn ich dann erneut frage, ob das wirklich das ist, was sie fühlen, geraten doch erstaunlich viele ins Grübeln und geben zu: »Na ja, eigentlich haben Sie recht, ich glaube, so viel Zeit bleibt mir gar nicht mehr ...«

Bei Kindern, die ja (noch) wesentlich feinere Antennen haben als wir Erwachsene, die sich selbst auch (noch) ganz anders spüren und wahrnehmen, gibt es in dieser Hinsicht zum Teil sehr eindrückliche Erfahrungen. So kann ich mich an ein dreijähriges Kind erinnern, bei dem trotz weit vorangeschrittener Erkrankung zum aktuellen Zeitpunkt die Blutwerte und Organfunktionen noch ganz in Ordnung schienen. Dennoch hat das Kind angefangen, persönliche Gegenstände, unter anderem seine Kuscheltiere, an ausgesuchte Menschen aus seinem Umfeld zu verschenken. Wenige Tage später ist das Mädchen dann tatsächlich, für uns alle medizinisch überraschend, verstorben.

Vielfach sind es auch die Angehörigen, die Sie fragen: »Worauf muss ich mich einstellen, wie lange hat mein Mann noch?« Ich bin schon der Meinung, dass man hier nicht ausweichend antworten sollte. Würde ich etwa sagen: »Ich weiß es auch nicht, ich bin kein Prophet, das können zwischen wenigen Stunden bis mehrere Jahre sein«, wäre das für die Angehörigen wenig hilfreich. Ich bevorzuge immer Aussagen wie diese hier: »Aus meinem Gefühl und meiner Erfahrung heraus ist Weihnachten noch sehr weit, obwohl ich Ihnen das nicht mit Bestimmtheit sagen kann.« In manchen Fällen werde ich auch deutlicher und sage ganz klar: »Ich würde es für besser halten, wenn Sie jetzt bei Ihrem Mann / bei Ihrem Vater / bei ihrem Kind im Krankenhaus bleiben. Es könnte sein, dass er jederzeit in den nächsten Stunden bis Tagen verstirbt.«

Natürlich gibt es Situationen, in denen Sie Angehörige herbeirufen, weil sich ein Patient vermeintlich auf den Weg macht zu sterben. Und ich habe es mehr als einmal erlebt, dass sich Patienten zum Teil noch mehrmals spontan umentschieden haben. Was ich aber grundsätzlich nicht in Ordnung finde, ist, wenn man als Arzt das Gefühl hat, dass das Leben eines Menschen zeitnah zu Ende geht, die Familie dann nicht rechtzeitig informiert und sie später am Telefon vom Tod ihres Angehörigen erfahren müssen. In all den Jahren habe ich es noch nie erlebt, dass mir Angehörige böse waren, weil ich sie vielleicht doch etwas verfrüht informiert habe.

Ganz wichtig ist es mir, auch beim Thema Aufklärung keinen missionarischen Eifer zu entwickeln. Es gibt Patienten und Angehörige, die wollen wirklich nicht wissen, wie es um sie steht. Da kann man sich dann behutsam herantasten, aber wenn man feststellt, dass jemand die Wahrheit partout nicht erfahren möchte, dann sehe ich es definitiv nicht als meine Aufgabe an, hier gewaltsam Zwangsaufklärung zu betreiben. Es gibt auch Situationen, in denen einem der Patient explizit verbietet, seiner Frau zu erzählen, wie schlecht es um ihn steht. Formal muss man sich als Arzt daran halten. Ich verspreche Patienten in solchen Momenten immer, dass ich nicht aktiv aufklären werde, dass ich aber, sollte ich gefragt werden, seine Frau auf keinen Fall belügen werde. Oft gelingt es dann aber doch im Gespräch, den Betreffenden von der Sinnhaftigkeit, ehrlich und offen miteinander umzugehen, zu überzeugen, denn in fast allen Fällen möchte der Betroffene seine Liebsten einfach nur schützen. Warum das eigentlich immer in die Hose geht, klären wir später beim Thema Wahrhaftigkeit.

Die Planer

Ich bin ein großer Fan von Ehrlichkeit. Deswegen sage ich Patienten und Angehörigen ganz offen, dass ich mich in all den Jahren, in denen ich mit sterbenskranken Patienten arbeite, schon oft sowohl in die eine als auch in die andere Richtung getäuscht habe. Patienten, von denen ich glaubte, sie würden die nächste Nacht nicht überstehen, die dann noch zwei bis drei Wochen gelebt haben, und Patienten, bei denen ich von meinem Gefühl und ihrem Allgemeinzustand her gesagt hätte, das könnte durchaus noch einige Monate gehen, die am nächsten Morgen tot im Bett lagen.

Ich kann mich noch sehr gut an eine hochbetagte Patientin, fast neunzig Jahre, erinnern, die bereits seit mehreren Tagen nicht mehr bei Bewusstsein war. Als sie dann auch noch zunehmende Atemstörungen mit zum Teil mehrminütigen Atemaussetzern bekam, stand für das gesamte Behandlungsteam fest: Diese Patientin verstirbt innerhalb der nächsten Stunden!

Der Patientin war unsere geballte fachliche Kompetenz und langjährige Erfahrung aber herzlich egal und sie lebte in diesem Zustand der minimalen Organrestfunktion noch mehrere Tage weiter. Da sie in einem Einzelzimmer lag, war das Erstaunen der kompletten Stationsbelegschaft umso größer, als fünf Tage später plötzlich in diesem Zimmer die Klingel betätigt wurde. Noch größer war das Erstaunen, dass wir die Patientin gutgelaunt, wach und ansprechbar sitzend in ihrem Bett vorfanden, sie uns anstrahlte und sich einen Grießbrei bestellte. Nachdem sie diesen mit sichtlichem Genuss gegessen hatte, schlief sie erschöpft wieder ein, war jedoch von ihren Atem- und Kreislauffunktionen absolut stabil. In der folgenden Nacht starb sie dann, ohne vorher ihr Sterben nochmals durch veränderte Körperfunktionen anzukündigen.

Was ich grundsätzlich hilfreich finde und bei den »Verdrängern« in abgewandelter Form auch anwende, wenn es um die verbleibende Lebenszeit geht, ist, die Patienten selbst zu befragen. Es gibt nicht wenige Menschen, die dazu zumindest ein Bauchgefühl haben und oftmals sehr viel präziser einschätzen können, wie viel Zeit ihnen möglicherweise noch bleibt, als mir das als Arzt je möglich wäre. Ich bin ohnehin der Meinung, dass viele Patienten den finalen Todeszeitpunkt bis zu einem gewissen Grad selbst mitbestimmen. So erlebe ich immer wieder Situationen, in denen Menschen mit Blutwerten, die lehrbuchmäßig gar nicht mehr mit einem Weiterleben vereinbar sind, noch Tage und Wochen ausharren, weil sie unbedingt noch die Geburt des Enkelkindes erleben wollen, sich mit ihrer Tochter aussöhnen möchten oder eben aufgrund anderer unerledigter Dinge einfach noch nicht sterben können.

Auch bei meiner Oma Ida war das so, damals im Krankenhaus, wo wir sie als Familie mehrere Tage rund um die Uhr bewacht haben. In einer Phase, in der wir durch den chronischen Schlafmangel alle recht angeschlagen waren und unsere Oma vonseiten des Kreislaufs und der Atmung sehr stabil schien, entschieden wir uns dazu, als Familie einfach mal gemeinsam in einem kleinen asiatischen Restaurant, fünf Gehminuten von der Klinik, ein schnelles Mittagessen einzunehmen. Wir waren keine zwanzig Minuten aus dem Zimmer, als wir den Anruf bekamen, dass sie soeben verstorben sei. Im Nachgang war uns das dann auch völlig klar. Meine Oma war immer eine äußerst autonome Frau, die nie wollte, dass man ein größeres Aufhebens um sie machte. Deswegen ist sie genau in dem Augenblick verstorben, als man sie endlich mal alleine und vor allem in Ruhe ließ.

Es ist nur allzu verständlich, dass Menschen mit einer lebensbegrenzenden Erkrankung wissen wollen, wie viel Zeit ihnen noch bleibt. Trotzdem muss man die Aussagen, die dann von den Ärzten kommen, vernünftig bewerten. Woher nehmen die »Götter in Weiß« ihre prophetische Gabe? Wie wird man zum »Lebenszeitvergeber«? Die Antwort ist relativ einfach. Für die meisten Krebserkrankungen, aber auch viele andere Erkrankungen, beispielsweise an den Nieren oder der Lunge im Endstadium, gibt es Erfahrungen von vielen tausend Patienten. So kann man zum Beispiel recht eindeutig sagen, dass bei einem ganz bestimmten Krebsleiden mit Fernmetastasen die mittlere Lebenserwartung des Patienten noch bei drei Monaten und zwei Tagen liegt. Und oft ist es genau das, was den Patienten mitgeteilt wird. Was den Betroffenen in aller Regel nicht gesagt wird, ist, dass von all jenen Patienten, die gemeinsam diesen Mittelwert gebildet haben, vereinzelte Patienten bereits Stunden nach Diagnosestellung verstorben sind (Herzinfarkt durch den Stress der Diagnose) und andere wiederum nach fünf Jahren immer noch leben. Genauso wenig wie ich als Arzt vorhersehen kann, welcher der zwanzig Wanderer, der sich vor einem Unwetter in eine Schutzhütte geflüchtet hat, letztlich vom Blitz erschlagen wird oder welcher Lottospieler ausgerechnet den Jackpot mit Zusatzzahl knackt, kann ich hier präzise Vorhersagen treffen. Natürlich ist es wichtig, Patienten und Angehörige nicht im Unklaren darüber zu lassen, dass die verbleibende Zeit begrenzt oder gar sehr begrenzt ist. Ich empfehle trotzdem jedem Menschen, sich einmal vorzustellen, wie es sich wohl anfühlt, seinen konkreten Todeszeitpunkt genannt zu bekommen, selbst wenn dieser zwanzig Jahre in der Zukunft liegen sollte. Das Einzige, was Sie von diesem Moment an wahrnehmen werden, ist Ihre Lebenszeituhr, die unaufhörlich in Richtung null tickt.

Mythos 3: Nahrung und Flüssigkeit sind Lebenserhaltung

»Man kann doch niemanden verhungern oder verdursten lassen!«

Wir werden von den Kollegen zu einer zweiundsechzig Jahre alten Patientin mit einer nicht klar klassifizierbaren Nervenerkrankung hinzugerufen. Der Verlauf ist ähnlich wie bei einer ALS (Amyotrophe Lateralsklerose), eine Erkrankung, die zum Beispiel der weltberühmte Maler Jörg Immendorff hatte. Die Patientin leidet unter fortschreitenden Lähmungen, die zuerst im Bereich der Beine und Arme begonnen, mittlerweile aber dazu geführt haben, dass sie Arme und Beine überhaupt nicht mehr bewegen kann. Zudem hat sie zunehmende Schluck- und Atemprobleme. Üblicherweise sterben diese Patienten irgendwann aufgrund erheblicher Ansteuerungsprobleme der Atemmuskulatur. Allerdings ersticken sie nicht qualvoll, wie oftmals angenommen, sondern fallen in eine Art Narkose und hören irgendwann ganz auf zu atmen, ohne dass es für sie selbst qualvoll ist.

Als wir die Patientin kennenlernen, kann sie noch zwei bis drei Finger einer Hand ganz leicht bewegen, hat eine leichte Atemunterstützung durch ein Mini-Schläuchlein in der Nase und befindet sich sonst in einem recht ordentlichen Zustand. Da sie allerdings zunehmend Schluckstörungen hat und sich immer häufiger beim Essen und Trinken verschluckt, mit entsprechendem Husten und Luftnotanfällen, diskutieren wir das Für und Wider der Anlage einer Bauchdeckensonde für eine künstliche Ernährung.

Zum Zeitpunkt des ersten Gesprächs entscheidet sich die Patientin eindeutig gegen eine künstliche Ernährung und damit gegen die operative Anlage einer solchen Sonde. Sie begründet es auch klar und deutlich: Sie möchte nicht, dass ihr Leben und auch ihr Leiden durch diese Maßnahme eventuell unnatürlich verlängert werden. Letztlich sei sie auch bereit, an dieser mangelnden Nahrungszufuhr irgendwann zu versterben. Nach einigen Wochen der Mitbehandlung wird die Patientin in stabilem Zustand nach Hause entlassen. Wir haben als beratendes Ärzteteam noch lockeren Kontakt zu ihr. Vier Monate später wird sie, auf ihren Wunsch, erneut stationär in die Klinik eingewiesen. Sie hat jetzt den Entschluss gefasst, doch eine Bauchdeckensonde zur künstlichen Ernährung implantiert zu bekommen. Sie entschuldigt sich vielmals bei uns für ihren Sinneswandel, erklärt uns aber, dass sie in wenigen Monaten zum ersten Mal Oma werden wird und sie den Gedanken nicht ertragen kann, dass sie vielleicht die Geburt des Enkelkindes nicht mehr erlebt, weil sie bis dahin aufgrund mangelnder Reserven vor Erschöpfung verstorben ist. Dazu muss man jedoch sagen, dass sich der Zustand der Patientin in den vergangenen vier Monaten deutlich verschlechtert hat, so dass wir als Palliativmediziner sowohl der Patientin als auch den behandlungsverantwortlichen Kollegen ganz klar sagen, dass wir der Meinung sind, dass die Patientin höchstwahrscheinlich den Eingriff oder die folgenden Tage nach dem Eingriff nicht überleben wird. Da die Patientin diese Operation aber unbedingt wünscht, und die Kollegen unsere Risikoeinschätzung nicht teilen, wird die Patientin am nächsten Morgen operiert. Anfänglich übersteht sie den Eingriff ganz gut, gegen Nachmittag erschöpft sie sich jedoch zunehmend, und im Verlauf der nächsten Stunden fallen nacheinander mehrere Organsysteme aus. Die Patientin verstirbt schlussendlich weniger als zwölf Stunden nach der Operation. In diesem Fall hat der Entschluss, eine Ernährungssonde zur Lebensverlängerung anzulegen, ganz klar zu einem verfrühten Tod der Patientin geführt.

Wolfgang O., fünfundsiebzig, wird von seiner Tochter, einer Altenpflegerin, wegen seiner bereits fortgeschrittenen Demenzerkrankung zu Hause betreut. Von Tag zu Tag isst er weniger und kommt schließlich mit fast fünfzehn Kilogramm Gewichtsverlust zur Abklärung ins Krankenhaus. Dort wird ein ebenfalls weit fortgeschrittener, schon metastasierter Krebs der Speiseröhre festgestellt, der bis in den Magen hineinreicht und der das Schlucken fester Nahrung und auch von Flüssigkeit deutlich erschwert.

Mit der Tochter wird vereinbart, dass auf eine operative Therapie sowie eine Chemotherapie und Strahlentherapie der Krebserkrankung verzichtet wird. Die Anlage einer Bauchdeckensonde in den Magen zur künstlichen Ernährung/Flüssigkeitsgabe ist aufgrund der Lage des Tumors nicht möglich. Die Tochter möchte daraufhin ihren Vater mit nach Hause nehmen, wird jedoch vom behandelnden Arzt mit folgender Aussage konfrontiert: »Wir müssen ihm unbedingt noch einen Port legen, damit man Ihren Vater mit Nahrung und Flüssigkeit versorgen kann. Oder wollen Sie wirklich, dass er verhungert oder verdurstet!?«

Völlig verunsichert und moralisch unter Druck gesetzt, stimmt die Tochter zu. Der Eingriff erfolgt. Bedingt durch eine Wundheilungsstörung verlängert sich der stationäre Aufenthalt des Patienten zwar um einige Tage, aber er wird letzten Endes nach Hause entlassen, wo durch ein ambulantes Team die künstliche Ernährung weitergeführt werden soll. Dies hat nun zur Folge, dass permanent verschiedene fremde Personen bei diesem an Demenz erkrankten Menschen an dem noch schmerzenden, frisch gelegten Port herumwerkeln. Immer wieder reißt sich Herr O. die Portnadel heraus. Schlussendlich versucht man dem Patienten die »erforderlichen« Flüssigkeitsmengen über Nacht, nach vorheriger Verabreichung beruhigender Medikamente, zu verabreichen. Fünf Tage später meldet sich die Tochter bei uns und berichtet über eine dramatische Zustandsverschlechterung ihres Vaters. Er würde schnell und angestrengt atmen und dabei brodeln. Auf Nachfragen gibt sie an, dass ihr Vater seit zwei Tagen kein Wasser mehr gelassen hat. Was war passiert?

Man hat den Patienten nicht nur mit einer unangenehmen medizinischen Maßnahme beglückt und ihm durch schmerzhaftes Hantieren an diesem neu erworbenen Fremdkörper durch viele neue, ihm unbekannte und angsteinflößende Personen zugesetzt – nein, man hat dabei auch noch übersehen, dass die Nierenfunktion nachgelassen hat, und täglich mehrere Liter Flüssigkeit in einen Patienten hineinlaufen lassen, dessen Kreislaufsystem und Nieren mit dieser Flüssigkeitsmenge überhaupt nichts mehr anfangen konnten. Letzten Endes hat das zu zusätzlicher massiver Luftnot durch Wasseransammlungen im Brustraum geführt. Nur durch ein beherztes Beenden der Flüssigkeitszufuhr konnte der Patient vor einem innerlichen Ertrinken bewahrt werden.

Eines der kardinalen Themen, die uns immer wieder beschäftigen, lautet: Sind Ernährung und Flüssigkeitsgabe am Lebensende sinnvoll? Sind sie notwendig oder gar verpflichtend? Stichwort: »Man kann doch niemanden verhungern oder verdursten lassen!« Oder sind sie manchmal eher schädlich und zum Teil nicht lebens-, sondern nur leidensverlängernd, oder wie in dem obigen Beispiel beschrieben, gar ungewollt lebensverkürzend?

Mit Patienten und Angehörigen über Essen und Trinken, beziehungsweise über die künstliche Zufuhr von Flüssigkeiten und Ernährung zu sprechen, ist ein ungeheuer sensibles Thema, denn Nahrung und Flüssigkeit stehen nicht nur für Lebenserhalt, sondern haben auch eine immense gesellschaftliche und soziale Funktion. Ein gemeinsam eingenommenes Abendessen im Kreise der Familie; zu sehen, wie einem guten Freund das liebevoll zubereitete Leibgericht schmeckt, gehört von Kind an mit zu den schönsten Erlebnissen. Daher ist auch die Bedrohung sofort spürbar, wenn ein Mensch entweder Flüssigkeit oder Nahrung nicht mehr zu sich nehmen kann oder will. Hier wird jedem auf erschreckende Art und Weise klar, dass sich das Lebensende unabwendbar angekündigt hat. Wenn ich bei einer noch so weit fortgeschrittenen Krebserkrankung immer noch darauf hoffen darf, dass vielleicht ausgerechnet morgen in den USA ein neues wirksames Krebsmedikament gefunden wird, bei der Einstellung der Nahrungs- und Flüssigkeitsaufnahme oder -zufuhr ist jedem klar: Hier gibt es keine Hoffnung mehr, kein Wunder, kein Happy End!

Vielleicht ist es auch genau diese Vorstellung, die den Verzicht auf diese vermeintlich notwendigen Maßnahmen so schwermacht. Richtig fürchterlich wird es aber erst, wenn bei aller Schwere, die eine solche Situation ohnehin schon mit sich bringt, auch noch von fachlicher Seite die moralische Keule geschwungen wird: »Wie können Sie Ihre Mutter verhungern oder verdursten lassen?« Wenn Ärzte so etwas aussprechen, trifft es die Angehörigen mit der Wucht eines Vorschlaghammers. Man fühlt sich zutiefst beschämt und hinterfragt, wie man überhaupt auf so eine grausame Idee hat kommen können. Der Arzt hat gerade mit aller Empörung und der geballten Kraft seiner Expertise glaubhaft kundgetan, dass man als Angehöriger einem geliebten Menschen beinahe massives zusätzliches Leid zugefügt hätte. Bilder von verhungernden Kindern in Afrika tauchen vor dem inneren Auge auf, ausgemergelte, ausgezehrte, hohlwangige Männer und Frauen, die in den Hungerstreik getreten sind, bereit, für ihre Überzeugungen zu sterben. Wir erinnern uns, wie es ist, an einem heißen Sommertag draußen unterwegs zu sein, der Mund klebrig und trocken, das nächste gut gekühlte Bier nebst zugehörigem Gasthof noch über eine Wanderstunde entfernt, und wir fragen uns beschämt, was zum Teufel uns geritten hat, überhaupt darüber nachzudenken, ob es ohne Nahrungs- und Flüssigkeitszufuhr, diese elementare Versorgung, gehen kann.

Essen und Trinken ist in Familien von Menschen mit lebensbegrenzenden Erkrankungen oftmals eines der belastendsten Themen überhaupt. Da stellt sich die Ehefrau stundenlang in die Küche, kocht mit äußerster Hingabe und viel Aufwand das Lieblingsgericht ihres Mannes, und der kriegt am Ende nicht einen Bissen runter. Sie fühlt sich schlecht, weil ihre geballte Fürsorge nicht ausreicht, um ihn am Leben zu erhalten. Er fühlt sich schlecht, weil er sieht, wie viel Mühe sie sich gibt und wie sehr sie darunter leidet, dass er nichts davon essen mag oder kann. Vielleicht quält er sich doch noch ein oder zwei Bissen hinunter, lächelt dankbar unter Aufbietung sämtlicher noch zur Verfügung stehender Reserven, nur um sich dann anhören zu müssen: »Also früher, da hast du immer zwei Rouladen und mindestens vier Kartoffelklöße gegessen!«

Fassen wir zusammen: Sie hat zwei Stunden Zeit in der Küche verbracht, anstatt bei ihrem Mann zu sitzen. Er hat zwei Stunden alleine im Bett gesessen, traurig und mit dem sicheren Wissen, dass er sie gleich wird furchtbar enttäuschen müssen, und kämpft im Nachgang mit aller Gewalt gegen seine aufsteigende Übelkeit an. Es ist, wie es immer ist:

Jeder will das Beste für den jeweils anderen, man möchte sich gegenseitig schützen, sich möglichst nicht verletzen, und im Endeffekt fühlen sich alle Beteiligten maximal elend und verzweifelt.

Mit einigen kurzen Informationen auf den nächsten Seiten möchte ich Ihnen gerne Möglichkeiten aufzeigen, wie Sie aus diesem Teufelskreis aussteigen können.

Wir wissen, dass fast alle Menschen mit einer weit fortgeschrittenen Erkrankung und einem schlechten Allgemeinzustand kein Hungergefühl mehr haben. Wer aufgrund seiner Erkrankung unter Übelkeit leidet oder bereits so geschwächt ist, dass er keine Kraft mehr zum Essen hat, wird Ihnen in der Regel sehr glaubhaft vermitteln können, dass er keinen Hunger und somit auch kein leidvolles und damit behandlungsbedürftiges Symptom hat. Man darf es durchaus auch als Willensbekundung von nicht mehr mitteilungsfähigen Menschen, zum Beispiel mit Demenz, werten, wenn diese angebotene Nahrung zurückweisen (den Mund schließen, wenn der Löffel kommt, Nahrung wieder ausspucken usw.). Natürlich sind Fälle denkbar, in denen – wie auch in dem oben beschriebenem Fall, ein Tumor die Speiseröhre einengt und der Patient, obwohl er weiterhin ein Hungergefühl hat, schlichtweg aufgrund des mechanischen Hindernisses seinen Hunger nicht mehr stillen kann. Aber das sind absolute Ausnahmen, und in diesen Ausnahmefällen lässt sich meist auch eine für alle Beteiligten befriedigende Lösung finden.

Die Frage, die man sich in diesem Kontext also stellen sollte, lautet: Kann man die Lebensqualität und vielleicht sogar die Lebenszeit durch künstliche Ernährung verlängern? Alle zu diesem Thema durchgeführten Studien zeigen ein überraschend einheitliches Bild. Es gibt verschiedenste

Untersuchungen, sowohl bei alten Patienten, die an Demenz leiden, als auch bei Tumor- oder Aidspatienten am Lebensende. Das Ergebnis: Unabhängig von der Grunderkrankung und unabhängig vom Geisteszustand der Patienten bringt weder eine künstliche Ernährung durch einen Bauchdeckenschlauch in den Magen noch eine künstliche Ernährung über die Vene eine Verbesserung der Lebensqualität, geschweige denn des Ernährungszustandes des Patienten, noch der Überlebenszeit. Im Gegenteil! Gerade bei an Demenz erkrankten Patienten führt die Ernährung über eine Sonde oftmals zu einer Zunahme von Unruhezuständen (zum Beispiel durch Bauchschmerzen wegen der nicht immer gut zu vertragenden Sondennahrung), die dann wiederum in der Folge zur Selbstentfernung der Sonde durch den Patienten führt, der sich den vermeintlich schmerzauslösenden Übeltäter herausreißt. Aus Verzweiflung werden diese Patienten dann aufgrund von Selbstgefährdung sogar noch fixiert und damit weiter traumatisiert. Stellen Sie sich für einen Moment vor, Sie oder Ihr geliebter Ehepartner wäre dieser Patient. Was für ein Albtraum! Weitere mögliche Komplikationen sind das Anatmen von Sondennahrung, die durch die Speiseröhre nach oben gewandert ist, mit schwersten Husten- bis Erstickungsanfällen (für den Patienten besonders »schön«, wenn er zu diesem Zeitpunkt gerade fixiert ist und niemand in der Nähe, der ihm helfen kann) und nachfolgenden Lungenentzündungen, gepaart mit gelegentlichen Entzündungen der Sonde an der Durchtrittsstelle durch die Bauchdecke.

Was können wir an dieser Stelle als Erkenntnis festhalten? Der ursprünglich intendierte Effekt der Lebenserhaltung durch künstliche Nahrungszufuhr wird nicht erreicht. Alle mit Ernährung in Zusammenhang stehenden positiven Erlebnisse wie Geruch, Geschmack und das gemeinschaftlich-gesellschaftliche Erleben fallen ohnehin hinten runter.

So viel zum Thema Nahrung, kommen wir nun zur Flüssigkeitsgabe. Uns allen ist völlig bewusst, dass der Mensch ohne Flüssigkeitszufuhr eingeht wie eine Pflanze, die nicht gegossen wird. Was man bei Menschen mit fortgeschrittener Erkrankung jedoch nicht außer Acht lassen darf, sind die bereits deutlich eingeschränkten oder in Einschränkung begriffenen Körperfunktionen. Gerade wenn die Nierenfunktion nachlässt oder die Herzfunktion schwächer wird, stellt jedwedes Flüssigkeitsüberangebot für den Körper eine gewaltige Herausforderung und oftmals eine gravierende Belastung dar, die mit erheblichem zusätzlichen Leid für den Patienten einhergehen kann.

Eine kleine Randbemerkung zum Thema Durst: Haben Sie schon einmal einen schwerstkranken Menschen erlebt oder einfach nur einen hochbetagten Menschen, der starken Durst vermeldet hätte?

Wie oft haben wir alle der eigenen Großmutter wieder und immer wieder gesagt: »Oma, du musst mehr trinken! Und wenn du nicht alles auf einmal schaffst, so trink das Wasser eben schluckweise, damit du wenigstens auf ein bis zwei Gläser Flüssigkeit am Tag kommst.«

Es ist keineswegs so, dass eine gewisse Austrocknung im Rahmen einer schwerwiegenden Erkrankung mit einem Anstieg des Durstgefühls einhergeht. Wir wissen, dass diese leichte Austrocknung weder für den Betreffenden schmerzhaft ist, noch dass sich dadurch anderweitige leidvolle Symptome einstellen. Natürlich gibt es auch vereinzelte Fälle, wo eine schwerwiegendere Austrocknung zu Verwirrtheitszuständen führen kann, die sich nach Flüssigkeitszufuhr dann rasch wieder bessern. Aber das sind Ausnahmen. Oftmals dämpft die milde Austrocknung ein wenig die Bewusstseinslage und kann unter anderem dazu beitragen, in den letzten Lebenstagen und Lebensstunden Ängste zu mildern. Im klinischen Alltag erleben wir es sehr viel häufiger, dass Patienten unter einem Überangebot an Flüssigkeit (und entsprechenden gravierenden Symptomen bis hin zu massiver Luftnot durch Flüssigkeitsansammlung im Bereich der Lungen) leiden als unter austrocknungsbedingten Beschwerden.

Spannend ist auch die Erkenntnis, dass ein vermeintliches Durstgefühl der Patienten am ehesten mit dem Grad der Mundtrockenheit in Zusammenhang zu bringen ist, so dass wir unser Hauptaugenmerk darauf lenken sollten. Hier gibt es phantastische Möglichkeiten der Linderung, kleine Oasen des Genusses und der puren Lebensfreude. Kreativität ist gefragt! Fast alle Lebensmittel lassen sich ohne Probleme beliebig klein portionieren, selbst wenn zum Beispiel nur daran gelutscht werden kann. Auch sind der Phantasie keine Grenzen gesetzt, welche Flüssigkeiten, in kleine Eiswürfelbereiter gefüllt, später beim Lutschen Erinnerungen an »gute alte Zeiten« aufkommen lassen. So können Sie es Ihren Patienten durchaus noch einmal ermöglichen, einen kleinen Aperol-Spritz zu genießen. Eine kleine Geste mit großen Auswirkungen. Je nach Bedarf können Sie sich eine ganze Batterie von Flüssigkeiten der unterschiedlichsten Geschmacksrichtungen paratstellen, um den Mundraum immer wieder mit der gewünschten »süßen Erinnerung« anzufeuchten.

Eine Kollegin hat auf einem Kongress einmal darüber berichtet, dass es auf ihrer Palliativstation (in einer Weinbaugegend gelegen) durchaus Usus sei, den im Sterben liegenden Winzern in regelmäßigen Abständen zur Vermeidung unnötiger Mundtrockenheit einen Sprühstoß Riesling in den Mund zu geben. Sollten Patienten nochmals Lust auf komplexere Geschmäcker bekommen, aber nicht mehr in der Lage sein, sicher und koordiniert zu schlucken, kann man auch mit Kausäckchen arbeiten. Sie geben zum Beispiel ein kleines Stück Sushi in einen Stoffbeutel, knoten diesen zu, binden eine Schnur daran und lassen den Patienten darauf kauen oder daran lutschen. So können sich die Geschmacksknospen gemeinsam mit dem Geruchssinn des Patienten noch einmal gemeinschaftlich an diesem Angebot erfreuen, ohne dass man Gefahr läuft, den Patienten hiermit einem Komplikationsrisiko (dem versehentlichen Verschlucken) auszusetzen.

Gerade weil das Thema Ernährung und Flüssigkeitsgabe, Essen und Trinken emotional so hochbesetzt ist, würde ich mir hier bei Ärzten, Pflegekräften und anderen Professionellen deutlich mehr Fachwissen wünschen. Ich bin der Meinung, dass dies gegenüber dem Patienten und den Angehörigen stets offen und proaktiv angesprochen werden muss. Ich erlebe es viel zu oft, dass auch Betroffene dieses Thema aus Unsicherheit verschweigen, sie aber unendlich dankbar sind, wenn man mit ihnen darüber in Dialog tritt und sie über Sinn und Unsinn – Für und Wider – des Essens und Trinkens sowie der möglichen, aber meist nicht nötigen Zufuhr von außen zu beraten. Wir wissen ganz sicher, dass wir Menschen mit lebensbegrenzenden Erkrankungen in den seltensten Fällen mit der Zufuhr von Flüssigkeit oder Ernährung etwas Gutes tun. Wir wissen ganz sicher, dass wir damit beim Gros der Patienten nicht das Leben, oftmals aber das Leiden verlängern oder verstärken. Uns sollte darüber hinaus immer bewusst sein, dass Menschen nicht sterben, weil sie nicht mehr essen und trinken, sondern dass Menschen nicht mehr essen und trinken, weil sie sterben.

Mythos 4:
Schmerzmittel machen süchtig

»Morphin – Ist es schon so weit?«

Eine klarstellende Bemerkung vorab: Im Grunde genommen hat jeder Mensch, der in seinem Leben schon einmal operiert wurde, bereits persönliche Bekanntschaft mit dem »gefährlichsten« aller Medikamente gemacht – dem Morphin oder einem seiner nächsten Verwandten (allesamt schmerzlindernde Substanzen, die der Familie der Opioide zugerechnet werden). Sie haben diese Stoffe während der Operation bekommen, vermutlich auch in den ersten Stunden bis Tagen nach der Operation, und Sie haben es nicht nur überlebt, nein – Sie sind davon noch nicht einmal süchtig oder abhängig geworden. Glück gehabt?

Morphin gehört zur Gruppe der Opioide. Um dieses Kapitel lesbarer zu machen, verwende ich im folgenden Text nur noch den Begriff Morphin, auch wenn zum Teil andere Opioide gemeint sind.

Peter W., Ende sechzig, sucht mich wegen einer äußerst schmerzhaften Gürtelrose im Bereich des rechten Brustkorbes auf. Bei der Gürtelrose handelt es sich um wiedererwachte Windpockenviren, die lange Zeit rückenmarksnah in einem Nervenknoten Winterschlaf halten können, um dann zur Unzeit in ein bestimmtes Hautareal zu wandern und dort einen nässenden, zum Teil sehr heftig schmerzenden Hautausschlag zu verursachen. So weit, so unangenehm, aber es kommt noch dicker. Werden diese oft sehr heftigen Nervenschmerzen nicht frühzeitig und entsprechend beherzt behandelt (bei Bedarf mit durchaus potenten Schmerzmitteln), besteht ein erhebliches Risiko, dass es auch nach dem Abheilen der Haut zu bleibenden, schwersten Nervenschmerzen in diesem Gebiet kommt, die einem die verbleibende Lebenszeit ganz gewaltig verhageln können. Genau diese Informationen habe ich auch meinem Patienten gegeben und ihn dementsprechend mit einem starken Schmerzmittel, sprich Morphin, ausgestattet. Ja, ich habe sehr wohl seinen verstörten und fragenden Blick wahrgenommen und einige Zeit darauf verwendet, ihm noch einmal die Notwendigkeit der Einnahme der verordneten Medikation zu erklären.

Fünf Tage später meldet sich Peter W. wieder bei mir, mittlerweile mit unerträglichen Schmerzen, die ihn am Schlafen hindern und bereits zu ersten Suizidgedanken geführt haben.

»Wenn das nicht bald besser wird, springe ich aus dem Fenster«, hallt es lautstark in meine Richtung. Auf meine Rückfrage, ob er denn das Morphin nicht wie verordnet eingenommen habe, gibt er kleinlaut zu, dass er sich nicht getraut hätte. Er sei mit meinem Rezept in seine Dorfapotheke gegangen, die Auszubildende hätte das Rezept in Empfang genommen, und zwar mit den Worten: »Oh, das ist ein BETÄUBUNGSMITTELREZEPT. Das Morphin darf Ihnen nur meine Chefin rausgeben. Kommen Sie doch bitte nach der Mittagspause wieder.« Als mein Patient wie vereinbart dorthin zurückkehrte, wurde er von der Apothekerin allen Ernstes gefragt, ob er unter Krebsschmerzen leide. Nach seiner Verneinung habe sie ihm dann mit deutlich besorgtem Blick und nach intensiver Belehrung über die möglichen gravierenden Nebenwirkungen der Substanz das Medikament äußerst zögernd überreicht.

Die größte Verunsicherung habe das Wort »Betäubungsmittel« bei dem Patienten ausgelöst, denn zum einen habe er sich ein Schmerzmittel gewünscht und zum anderen würde er sich doch ganz gerne seine Zurechnungsfähigkeit erhalten. Nach weiteren zwanzig Minuten intensiver Aufklärung am Telefon kann ich meinen Patienten doch davon überzeugen, das Präparat einzunehmen. Bereits am folgenden Tag sind die Schmerzen bestens unter Kontrolle, und nach weiteren drei Wochen – die Gürtelrose ist inzwischen abgeklungen – schleicht der Patient das Medikament nach einem von mir erstellten Plan wieder aus und setzt sein Leben wie gewohnt fort. Die Schmerzen waren unter Kontrolle, für den Patienten ist keine spürbare, störende Beeinträchtigung des Bewusstseins eingetreten, und es war überhaupt kein Problem, die Substanz, nachdem sie nicht mehr benötigt wurde, wieder abzusetzen.

Ich persönlich finde die Bezeichnung »Betäubungsmittelrezept« durchaus unglücklich gewählt. Andererseits dürfen wir uns in Deutschland nicht zu lautstark beklagen, denn in Österreich heißen entsprechende Rezepte »Suchtgiftrezepte«. Man kann die Latte also noch höher legen.

Der achtjährige Frederick leidet unter einem gutartigen, aber inoperablen Hirntumor, der durch verschiedenste Therapieversuche nicht einzudämmen ist. Der kleine Patient ist mittlerweile fast blind, leidet unter einer zunehmenden Spastik der rechten Körperhälfte, das heißt, zunehmenden Muskelverkrampfungen in Armen, Beinen und einer Hand, die ihm erhebliche Schmerzen bereiten. Frederick wird von mir mit medizinischem Cannabis (auf Rezept!!!) und einem Morphin-Präparat eingestellt. Erst hierunter geht es ihm langsam besser und schließlich gut genug, dass er seinem Wunsch entsprechend wieder die Schule besuchen kann. Dieser Wunsch jedoch, ein von der Weltgesundheitsorganisation als Kinderrecht formuliertes Grundrecht auf eine Beschulung eines kranken Kindes bis zu seinem Tod, gestaltet sich als überaus schwierig. Denn ein morphinabhängiges Kind, das dazu noch »ein kleiner Kiffer« ist (O-Ton der Schulleitung), passt nicht ins Selbstverständnis dieser Institution. So werden der Mutter und dem kleinen Frederick immer wieder Steine in den Weg gerollt, so dass es nach unendlich vielen Telefonaten bis hin zum Bildungsministerium und zahllosen Schriftwechseln und Androhungen, damit an die Öffentlichkeit zu gehen, dem kranken Jungen endlich ermöglicht wird, in der Schule seine unbedingt notwendige schmerzlindernde Medikation zu verabreichen. Unfassbar, ich weiß.

Viele düstere Mythen und Vorurteile ranken sich um das Morphin. Ich werde mir auf den folgenden Seiten alle erdenklichen Mühen geben, diese vollständig zu entkräften.

Vorurteil 1: Morphin macht süchtig / abhängig

Grundsätzlich ist hierzu zu sagen, dass Sucht der umgangssprachliche und Abhängigkeit der fachliche Begriff für das unabweichbare Verlangen nach einem bestimmten Erlebniszustand ist. Dem Verstand gelingt es nicht, dieses Verlangen zu kontrollieren. Es führt zu Persönlichkeitsstörungen und gefährdet beziehungsweise zerstört soziale Bindungen. Nach offiziellen Diagnosekriterien darf man die medizinische Diagnose einer Abhängigkeit nur dann stellen, wenn mindestens drei der folgenden sechs Kriterien vorliegen:

- **Kriterium 1:** Ein starker Wunsch beziehungsweise eine Art Zwang, die auf das Bewusstsein wirkende Substanz einzunehmen.
  Das trifft für Schmerzpatienten schon mal nicht zu. Die möchten einfach nur ihre Schmerzen loswerden.
- **Kriterium 2:** Eine verminderte Kontrollfähigkeit in Bezug auf den Beginn, die Beendigung oder die Menge des Konsums.

Das trifft bei Schmerzpatienten in der Regel auch nicht zu, da der Beginn, die Beendigung und die Menge des Konsums gemeinsam von und mit dem Arzt gesteuert werden sollten.

- **Kriterium 3:** Der Nachweis einer Toleranz gegenüber der Substanz. Das heißt, es werden immer höhere Dosen notwendig, um die ursprünglich durch niedrige Dosen erreichte Wirkung hervorzurufen.
  Auch dies stimmt bei stabilen Krankheitsbildern, die nicht fortschreitend sind, NICHT. Im Rahmen einer fortgeschrittenen Krebserkrankung bedingt alleine die sich verschlimmernde Erkrankung einen erhöhten Bedarf.
- **Kriterium 4:** Fortschreitende Vernachlässigung anderer Interessen zugunsten des Substanzkonsums sowie ein erhöhter Zeitaufwand, um sich von den Folgen des Substanzkonsums zu erholen.
  Auch dies stimmt nicht, denn der Substanzkonsum führt in der Regel dazu, dass eine Teilhabe an einem normalen Leben erst wieder möglich werden kann.
- **Kriterium 5:** Anhaltender Substanzkonsum trotz des Nachweises eindeutig schädlicher Folgen.
  Auch dies stimmt natürlich nicht, denn durch den ärztlich gesteuerten und überwachten Gebrauch sollen ja gerade schädliche Folgen der Einnahme von vornherein vermieden werden.
- **Kriterium 6:** Ein körperliches Entzugssyndrom bei Beendigung oder Reduktion der Einnahme.
  Dies ist der einzige Punkt, der eintreten kann, da eine länger dauernde Einnahme einer Substanz dazu führt, dass sich der Stoffwechsel des Körpers an die Substanz anpasst und der Organismus diese Substanz für ein normales Funktionieren braucht. Wird die Substanz abrupt abgesetzt,

treten körperliche Entzugserscheinungen auf wie Zittern, Unruhe, Schlafstörungen oder Ähnliches, die durch die erneute Einnahme der Substanz gelindert werden können. Diese beschriebene körperliche Gewöhnung, die zu einem Entzugssyndrom bei einem abrupten Absetzen führt, kennen wir aber auch von vielen anderen Medikamenten. Versuchen Sie einmal, einem Bluthochdruck-Patienten eine höher dosierte Therapie mit Beta-Blockern plötzlich abzusetzen. Die Folge könnte eine massive Bluthochdruckkrise mit entsprechenden, äußerst unangenehmen körperlichen Erscheinungen bis hin zu einem möglichen Schlaganfall sein.

Natürlich kann auch ein nicht sachgerechter Gebrauch von Morphin theoretisch zu einer Abhängigkeit führen. Dies passiert insbesondere dann, wenn Patienten schnell freisetzende Morphin-Präparate ohne eine verzögert wirksame Basis verordnet bekommen. Im Umkehrschluss bedeutet das eben auch, dass man sich als Arzt bitte schön mit der Steuerung dieser Medikamente auskennen sollte, da die meisten Fälle von Morphin-Fehlgebrauch mit daraus resultierender Abhängigkeit des Patienten durch den Arzt verursacht sind.

Vorurteil 2: Morphin bekommt man zum Sterben

Morphin ist nicht nur eines der wirksamsten Schmerzmedikamente, es hat zudem erheblich weniger Nebenwirkungen als viele andere zum Teil freiverkäufliche Schmerzmedikamente. Und wie alle Substanzen aus der Gruppe der Opioide sind es die einzigen Schmerzmedikamente, die auch in der Langzeitanwendung über Jahre und Jahrzehnte zu keinerlei bleibenden Organschäden führen.

Vorurteil 3: Sobald man Morphin bekommt, dämmert man nur noch so vor sich hin

Das Gegenteil ist der Fall. Wenn Sie unter stärksten Schmerzen leiden, sind Sie eher durch die unerträglichen Dauerschmerzen benebelt und nur noch darauf fixiert. So gibt es alleine in Deutschland jedes Jahr mehrere Tausend durchgeführte Suizide, verursacht durch von den Betroffenen nicht mehr zu ertragenden Schmerzen. Wichtig ist auch hier zu wissen, dass man die Dosierungen des Morphins an den individuellen Bedarf eines Patienten »herandosiert«, sprich, Schritt für Schritt erhöht oder auch verringert. Wenn man dies verantwortungsvoll tut, gibt es durchaus Patienten, die auch unter extrem hohen Dosen von Morphin völlig wach und klar sind. Dadurch erklärt sich auch, dass sie selbstverständlich auch unter hohen Dosen von Morphin aktiv am Straßenverkehr teilnehmen dürfen, wenn sie stabil eingestellt sind. Denn sie sind mit Sicherheit bessere Autofahrer unter Morphin und mit wenig Schmerzen als ohne Morphin und dafür mit unerträglichen Schmerzen.

Vorurteil 4: Man darf Morphin nicht zu früh einsetzen, sonst verliert es seine Wirkung

Das ist völliger Nonsens. Es gibt Patienten mit stabilen Beschwerdebildern, die über Jahre oder Jahrzehnte ohne jedwede Dosissteigerung mit einer festen Dosierung eine exzellente Schmerzkontrolle haben. Bei einer fortschreitenden Erkrankung, zum Beispiel einer rasch voranschreitenden Krebserkrankung, ist es natürlich so, dass man im Verlauf auch höhere Dosen von Morphin einsetzt. Generell gilt die Devise: Man kann Morphin nicht nur beliebig hoch dosieren, man kann es natürlich auch beliebig niedrig dosieren. So kann man bei Beginn einer Erkrankung häufig mit einer ganz niedrigen Dosis und sehr wenig Nebenwirkungen eine exzellente Schmerzlinderung bewirken. Trotzdem kann es sein, dass man irgendwann die zehn-, die hundert- oder sogar die tausendfache Dosis benötigt, und die äußerst frohe Botschaft hierbei ist: Selbstverständlich kann und muss man dem Patienten dann diese tausendfache Dosis auch verordnen ... und sie wird wirken!

Vorurteil 5: Der Einsatz von Morphin beschleunigt den Tod

Auch dieser Irrglaube hält sich erstaunlich hartnäckig, obwohl wir mittlerweile zahlreiche Studien haben, die eindrücklich belegen, dass sich un- oder unterbehandelt, Schmerzen lebensverkürzend auswirken und nicht der Einsatz schmerzlindernder Medikamente. Hier lässt sich im Gegenteil eindeutig eine lebensverlängernde Wirkung durch Morphin belegen. Menschen sterben durch den Stress nicht behandelter Schmerzen, nicht durch Morphin. Natürlich sterben Menschen auch kurz nach der Gabe oder Einnahme von Morphin. Wenn jemand im Sterben liegt, ist irgendwann der Moment eben gekommen, und nur weil man regelmäßig Morphin verabreicht hat, ist der Umkehrschluss einer Todesbeschleunigung durch diese Substanz nicht haltbar.

Vorurteil 6: Morphin hat eine Dosisobergrenze

Das ist falsch. Für Morphin gibt es keine Dosisobergrenze. Genau das muss man dem Patienten und seinen Angehörigen immer wieder ganz deutlich vermitteln, um ihnen die Ängste zu nehmen. Uns wird für keinen einzelnen Patienten jemals die Bewaffnung ausgehen.

An dieser Stelle bringe ich während meiner Vorlesungen den Studenten gegenüber gerne folgendes Fallbeispiel: Ein relativ junger Patient, Anfang fünfzig, mit einem weit fortgeschrittenen Tumor im Bereich des Beckens, hat heftigste Schmerzen. Er bekommt eine sehr anspruchsvolle Kombinationsschmerztherapie aus verschiedenen Medikamenten, unter anderem Morphin. Kurz vor seinem Tod hat der Patient eine Morphin-Tagesdosis von fünfundzwanzigtausend Milligramm. Diese Dosis reicht normalerweise aus, um die gesamte Fußball-Nationalmannschaft mit sämtlichen Trainern, Betreuern und Physiotherapeuten gemeinschaftlich ins Koma zu schicken. Dieser Patient war jedoch unter der gegebenen Dosierung glockenhell wach, klar, völlig orientiert und man konnte sich ganz normal mit ihm unterhalten. Es war eben exakt die Dosis, die notwendig war, um seine Schmerzen unter Kontrolle zu halten.

Vorurteil 7: Morphin führt zu Atemdepression

Wir werden uns in einem späteren Kapitel noch der Behandlung von Luftnot widmen. Hier aber schon ein kleiner Exkurs vorab: Es gibt immer noch viele Menschen, auch Fachleute, die den Unterschied zwischen Atemdepression und Atemnot nicht verstehen oder verstanden haben. Ja, in hoher Dosis kann Morphin den Atemantrieb dämpfen, das heißt, der Patient atmet zum Beispiel nicht mehr fünfzehnmal pro Minute, sondern nur noch zehnmal. Entscheidend hierbei ist, dass der Patient nicht das Gefühl hat, er bekäme schlecht Luft. Das wäre Atemnot, also das Gefühl, ersticken zu müssen. Atemdepression heißt lediglich, dass der Atemantrieb für den Betreffenden in aller Regel nicht spürbar und schon gar nicht leidvoll abnimmt. Damit dies passiert, müssen Sie sich in der Dosierung von Morphin schon sehr dramatisch vertan haben, so dass man auch Angehörigen und Patienten sagen kann: Morphin ist ein sehr sicheres Medikament, das selbst bei versehentlicher Fehl- oder Überdosierung (sofern sie nicht ein Vielfaches der zugedachten Dosis beträgt) in der Regel nicht zu bedrohlichen Problemen führt.

Vorurteil 8: Morphin wird von vielen Patienten nicht gut vertragen

Es ist durchaus der Fall, dass manche Patienten in den ersten Tagen der Einstellung auf Morphin über Müdigkeit, Schwindel, Übelkeit und im Verlauf auch über Verstopfung klagen. Die gute Botschaft ist jedoch, dass nahezu alle Nebenwirkungen (mit Ausnahme der Verstopfung) nur von kurzer Dauer sind. Darüber hinaus können zu erwartende Nebenwirkungen, wie zum Beispiel Übelkeit, auch durch die vorausschauende Gabe eines Begleitmedikamentes in den ersten Tagen der Einstellung gezielt vermieden werden.

Abschließend möchte ich sagen: Morphin gehört zu den bestverträglichen und segenreichsten Medikamenten, die wir in der Versorgung schwerstkranker und sterbender Patienten überhaupt zur Verfügung haben. Haben Sie keine Angst! Bei sachgerechter Anwendung, hinreichender Erfahrung des betreuenden Arztes und einer guten, oft auch notwendigerweise wiederholten Aufklärung und Begleitung des Patienten und seiner Angehörigen, ist der Einsatz dieser Substanzen mit die wirksamste Waffe, die wir haben. Es wäre schön, wenn sich das nicht nur bei medizinischen Laien, sondern auch endlich mal in Fachkreisen herumsprechen würde.

Mythos 5: **Man muss sich zwischen Lebenszeit oder Lebensqualität entscheiden**

»Das ist so furchtbar für ihn, hoffentlich darf er jetzt sterben.«

Die meisten Krankheiten sind weit weniger gefährlich als der Arzt.
Englisches Sprichwort

Von Cecily Saunders stammt der Ausspruch: »Es geht nicht darum, dem Leben mehr Tage zu geben, sondern den Tagen mehr Leben.« Konkret übersetzt heißt das: Lieber einige Tage kürzer leben, dafür gut schmerzkontrolliert und frei von anderen belastenden Symptomen. Wenn Sie gesunden Menschen die Frage stellen, was wichtiger ist, Lebensqualität oder Lebenszeit, werden Sie mit überwältigender Mehrheit zu hören bekommen: »Natürlich Lebensqualität!« Denn was sind schon ein paar Tage mehr, wenn man dafür schmerzgeplagt, von Ängsten gepeinigt oder durch Übelkeit überschattet vor sich hin vegetieren muss. Interessant wird es, wenn man die gleiche Frage schwerstkranken Menschen stellt. Da bekommt man ein ganz anderes Bild. Da wird plötzlich die Zeit, auch mit von außen betrachtet vermeintlich mieser Lebensqualität, zu etwas sehr Wertvollem. Da zählen nicht nur Monate und Wochen, da zählen Tage und manchmal auch Stunden und Minuten.

Werner F., achtundfünfzig Jahre alt, mit einer fortschreitenden Lungenerkrankung, bekommt immer schlechter Luft. Schon das Sprechen fällt ihm schwer. Immer wieder bekommt er heftigste Hustenanfälle mit akutem Erstickungsgefühl. In einer solchen Situation bin ich gerade bei ihm. Er wird bewusstlos, und seine Frau und Tochter, die auch mit am Bett stehen, sprechen aus, was sie in diesem Augenblick fühlen: »Das ist so furchtbar für ihn, hoffentlich darf er jetzt sterben.«

Der Patient erholt sich aber ein weiteres Mal. Als er die Augen wieder aufschlägt, frage ich ihn, was er gerade erlebt hat, und er berichtet: »Ich stand an der Himmelspforte und habe angeklopft.«

»Und, hat keiner aufgemacht?«, lächle ich ihn an. Werner F. schaut mir in die Augen, ein breites Grinsen erscheint in seinem Gesicht, und er antwortet: »Nein, Gott sei Dank noch nicht!«

Und Marie, ein sehr tapferes vierzehnjähriges Mädchen mit Mukoviszidose, einer Erkrankung, bei der in der Lunge ganz viel zäher Schleim gebildet wird, der zu einer zunehmenden Zerstörung der Lunge führt und schlussendlich auch mit dem Tod des Betroffenen einhergeht, hat einmal zu uns gesagt: »Ich will noch nicht sterben. Ich tue alles, was ihr mir sagt, um zu leben. Ich würde sogar von einem Hochhaus springen, um zu leben.«

Der Regisseur und Autor Christoph Schlingensief ist in seinen Vierzigern an Lungenkrebs erkrankt und hat ein sehr beeindruckendes Buch über seine Erfahrungen mit dieser Erkrankung und sein Sterben geschrieben. Es trägt den Titel: »So schön wie hier kann's im Himmel gar nicht sein«. Immer wieder blitzt darin seine eigene Verzweiflung über seine Situation auf, und er beginnt, trotz seiner bereits schon deutlich eingeschränkten Lebensqualität, um mehr Lebenszeit zu bitten. »Ich hab keinen Bock auf Himmel«, schreibt er. »Ich hab keinen Bock auf Harfe spielen und singen und musizieren und irgendwo auf einer Wolke herumgammeln.«

Für Menschen mit einer lebensbegrenzenden Erkrankung ist nicht nur die Lebensqualität entscheidend – nein, auch die noch verbleibende Zeit bekommt eine ganz neue Bedeutung.

Was ist eigentlich Lebensqualität?

Bevor wir tiefer in das Thema einsteigen, möchte ich Sie gerne mit einem kardinalen Fehler vertraut machen, der nicht nur medizinischen Laien, sondern auch uns Profis andauernd passiert. Wir meinen, die Lebensqualität eines Menschen beurteilen zu können, indem wir unsere eigenen Maßstäbe anwenden. Und ich darf Ihnen schon jetzt verraten, dass wir damit in aller Regel kilometerweit danebenliegen. Vielleicht kennen Sie in Ihrem Umfeld eine Familie, die ein schwerbehindertes Kind hat. Wie leicht ertappt man sich bei folgendem Gedankengang: »Mein Gott, diese arme Familie – wie schrecklich – das Kind sitzt im Rollstuhl – ist im Grunde genommen gar nicht wirklich kontaktfähig – sabbert – krampft – kann nicht eigenständig essen – wird niemals auch nur einen minimalen Grad an Selbständigkeit erlangen – die Eltern sind nie in der Lage, in Urlaub zu fahren – in irgendeiner Form an einem normalen Leben teilzunehmen – was muss das für eine Erlösung sein, wenn dieses Kind irgendwann stirbt.« Es lohnt sich sehr, genau diese Eltern nach ihrer Einschätzung der exakt gleichen Situation zu befragen. Sie werden sich wundern, wie viele wunderschöne, kleine Geschichten über zum Teil nur minimale Entwicklungsfortschritte des Kindes, über faszinierende Erlebnisse und Momente tiefster Dankbarkeit Ihnen diese Eltern berichten werden.

Der siebzehnjährige Michael, schwerst mehrfachbehindert, schon lange Jahre durch einen Schlauch in der Bauchdecke künstlich ernährt, mit grotesk verrenkten Armen und

Beinen aufgrund einer erkrankungsbedingten Muskelverkrampfung, hatte seit Wochen nicht mehr gelächelt oder zielgerichtete Bewegungen, zum Beispiel mit seinen Armen, ausgeführt. Da er in letzter Zeit zunehmend Lungenprobleme mit Luftnot entwickelte, sowie Schmerzen aufgrund ausgerenkter Hüften hatte, wurden wir als Kinderpalliativteam hinzugeschaltet. Neben einer wirksamen Schmerztherapie ermöglichten wir im Verlauf der Behandlung auch eine tiergestützte Therapie mit unseren Therapiebegleithunden. Schon im Rahmen der ersten Sitzung hat Michael plötzlich angefangen, die Hunde zu streicheln, und ein breites Lächeln erstrahlte über sein bis dato doch recht maskenhaftes Gesicht. Ich weiß nicht, ob Sie ein Stück weit nachspüren können, was für ein wunderschöner Moment das für die Eltern von Michael war.

Versuchen wir uns nun der Begrifflichkeit »Lebensqualität« behutsam und etwas strukturierter zu nähern. Die Weltgesundheitsorganisation (WHO) definiert Lebensqualität wie folgt: »Lebensqualität ist die subjektive Wahrnehmung einer Person über ihre Stellung im Leben in Relation zur Kultur und den Wertsystemen, in denen sie lebt, und in Bezug auf ihre Ziele, Erwartungen, Standards und Anliegen.«

Die meisten von Ihnen, denen ich das jetzt so im persönlichen Gespräch mitteilen würde, würden mich wohl fragend und etwas hilflos anschauen. Daher versuche ich es ein bisschen griffiger zu formulieren. Es gibt dazu eine wunderschöne und passende Karikatur: Eine ältere Frau sitzt am Tisch, löst ein Kreuzworträtsel und fragt ihren Mann: »Weltmacht mit drei Buchstaben?« Die Antwort ihres Mannes kommt ebenso prompt wie bestimmt: »ICH.« Und genau hierum geht es. Lebensqualität ist, was immer der Patient beziehungsweise die Familie als Lebensqualität definiert, und das kann zum Teil unendlich weit weg von dem sein, was Sie für sich selbst als wesentlich definieren würden.

Es gibt eine wissenschaftliche Arbeit aus dem Jahr 1984, die versucht hat, Lebensqualität anders zu definieren. Der Autor dieser Arbeit stellt folgende Hypothese auf: »Je größer die Lücke zwischen den Erwartungen eines Patienten und der tatsächlichen Realität klafft, desto schlechter ist die empfundene Lebensqualität.«

Das Schöne ist also, dass wir wunderbare Stellschrauben in der Hand haben, die Lebensqualität unserer Patienten zu erhöhen, indem wir zum einen die Erwartungen durch eine ehrliche, offene Kommunikation in einen realistischen Bereich rücken und zum anderen die Realität durch eine gute Kontrolle belastender körperlicher Symptome (zum Beispiel durch eine wirksame Schmerztherapie) verbessern können. Am Ende klafft die Lücke weniger weit auseinander und die empfundene Lebensqualität steigt. Ich kann nur noch einmal eindringlich an alle Beteiligten appellieren: Fragen Sie die Betroffenen nach ihren Wünschen.

Was sich sterbenskranke Kinder wünschen:

- wieder in die Schule gehen
- Papa soll nicht mehr arbeiten
- keine Schmerzen mehr haben
- nie wieder ins Krankenhaus müssen
- einmal meinen Lieblingssänger treffen

Diese Liste ließe sich natürlich bis ins Unendliche erweitern, und da wir Menschen in der Regel keine hellseherischen Fähigkeiten haben, müssen wir eben fragen.

Jetzt wissen wir also, was Lebensqualität ist und wie wir diese verbessern können. Wie wir aber gelernt haben, geht es nicht nur um Lebensqualität, sondern auch um Lebenszeit. Kann es tatsächlich gelingen, sowohl die Lebensqualität zu steigern als auch die Lebenszeit zu verlängern? Schließen sich diese beiden Ziele nicht gegenseitig aus?

Hierzu gibt es neue wissenschaftliche Erkenntnisse. Im Jahr 2010 wurde eine weltweit hochbeachtete Studie veröffentlicht, in der Patienten mit einem bereits gestreuten, weit fortgeschrittenen Lungenkrebs per Losentscheid in zwei Gruppen aufgeteilt wurden. Die eine Gruppe hat eine schulmedizinische Standardtherapie erhalten (Operation, Chemotherapie, ggf. Strahlentherapie). Die andere Gruppe hat das gleiche therapeutische Angebot erhalten, nur wurden diese Patienten zusätzlich, das heißt ab Diagnosestellung, einem Palliativmediziner vorgestellt, der sie auch im weiteren Behandlungsverlauf mitbetreut hat. Die Ergebnisse dieser Studie waren äußerst beachtlich. Die Gruppe, die von Anfang an begleitende Palliativversorgung hatte, berichtete über eine deutlich bessere Lebensqualität. Auch gab es in dieser Gruppe erheblich seltener die Entwicklung einer Depression. Auffällig war noch, dass sehr viel weniger Menschen in ihren letzten Lebenswochen eine aggressive Reserve-Chemotherapie erhalten haben.

All diese Punkte sind ein Stück weit nachvollziehbar; dass zum Beispiel durch die erhöhte Zuwendung einer weiteren Fachdisziplin die Lebensqualität und die Stimmung steigen. Auch ist es wenig überraschend, dass durch die differenziertere Betrachtungsweise Patienten zum Teil davon Abstand nehmen, in bereits sehr schlechtem Zustand eine weitere Chemotherapie auf sich zu nehmen. Das eigentlich bahnbrechende Ergebnis der Studie war jedoch, dass jene

Patienten, die begleitend palliativ versorgt wurden und viel weniger gegen die Erkrankung gerichtete Therapien erhalten hatten, im Durchschnitt noch zwölf Monate lebten, während hingegen die Patienten unter Standardtherapie im Durchschnitt bereits nach neun Monaten verstorben waren. Das heißt im Klartext, die Patienten haben nicht nur besser, sondern auch länger gelebt, oder um es weniger charmant zu formulieren: Die Patienten in der Standardtherapie-Gruppe sind in vielen Fällen durch eine eigentlich nicht mehr angezeigte Therapie gegen die Krebserkrankung und nicht an der eigentlichen Erkrankung gestorben.

Diese Erkenntnisse haben in Fachkreisen zu einem ganz gehörigen Umdenkungsprozess geführt. So wird immer häufiger so früh wie möglich (das heißt im günstigsten Falle ab Diagnosestellung) und mittlerweile auch recht lautstark die Frühintegration von Palliativversorgung für Menschen mit potentiell lebensbegrenzenden Erkrankungen gefordert. Das ist ein schon fast revolutionärer Umbruch, denn Palliativmedizin wurde lange Zeit nicht nur als Versorgung eines sterbenden Menschen in seinen letzten Lebenstagen angesehen, sondern eben auch als die Fachrichtung, an die man Patienten abgegeben hat, wenn der Chirurg oder Onkologe versagt hatte. Mittlerweile werden wir tatsächlich als die Spezialisten für Lebensqualität verstanden, die wir wirklich sind, und die eigentlich gar nicht früh genug mit dem Patienten tätig werden können, um diesen so intensiv wie möglich zu begleiten und zu unterstützen. Die Zeit wird erst dann wertvoll, wenn sie spürbar zu Ende geht.

Die gute Nachricht ist: Patienten müssen sich nicht entscheiden. Palliativversorgung steht für mehr Lebenszeit bei besserer Lebensqualität.

Mythos 6: **Man darf einem Menschen nicht die Hoffnung nehmen**

»Es muss doch noch was geben!«

Hoffnung ist nicht die Überzeugung, dass etwas gut ausgeht, sondern die Gewissheit, dass etwas Sinn hat, egal, wie es ausgeht.
Václav Havel

Man darf einem Menschen nicht die Hoffnung nehmen. Dieser Satz wird in der Medizin gerne verwendet, um die mangelnde Offenheit und fehlende Information dem Patienten gegenüber zu verbrämen. Dahinter versteckt sich ein Stück weit die Idee, dass man mit dem Schwerstkranken nicht über sein Sterben reden dürfe, da sich dieser sonst aufgibt. Allerdings wissen wir längst, dass diese Auslegung falsch ist. Patienten wissen und spüren oftmals sehr wohl, dass es keine echte Hoffnung auf ein Überleben mehr gibt. Es sind andere Hoffnungen, die wir dem Patienten nicht nehmen dürfen. Und genau von diesen Hoffnungen möchte ich gerne sprechen.

Das Thema Hoffnung ist ein unglaublich sensibles Thema. So wird es viele Menschen geben, die das Zitat von Václav Havel als tröstlich empfinden werden. Versuchen Sie sich aber in die Lage der beiden jungen Eltern zu versetzen, deren siebenjähriges Kind auf dem Schulweg von einem betrunkenen Pkw-Fahrer auf dem Zebrastreifen erfasst und tödlich verletzt wurde, oder denken Sie an die zweiunddreißigjährige Mutter mit drei kleinen Kindern, die mit einem metastasierten Brustkrebs im Sterben liegt. Für die wird dieses Zitat wie blanker Hohn wirken.

Was ist Hoffnung überhaupt und worauf dürfen wir eigentlich hoffen?

Hoffnung ist aus dem mittelniederdeutschen Wort »hopen« entsprungen. Dies bedeutet »vor Erwartung unruhig springen oder zappeln«. Es ist eine zuversichtliche innere Ausrichtung, verbunden mit einer positiven Erwartungshaltung, dass etwas Wünschenswertes in der Zukunft eintritt, ohne dass wirklich Gewissheit darüber besteht. Es ist die umfassende emotionale, oftmals auch handlungsleitende Ausrichtung eines Menschen auf die Zukunft.

So gibt es viele Patienten, die lange und wirklich bis zuletzt hoffen, dass sie nicht sterben müssen. Sie hoffen buchstäblich auf ein Wunder in letzter Sekunde. Bei einigen Erkrankungsverläufen wird diese Hoffnung natürlich auch durch langjährige Erfahrungen gestützt. So gilt heutzutage manche Krebserkrankung schon eher als chronische denn als akut lebensbedrohliche Erkrankung. Wir erleben immer wieder Verläufe, zum Beispiel beim Brustkrebs, die weit mehr als zehn Jahre gehen. Zwar kommt es in Abständen zu einem Rückfall oder zu einem weiteren Voranschreiten der Erkrankung, doch die Patientinnen erfahren, dass ständig neue Therapien angeboten werden, die auch tatsächlich jedes Mal einen gewissen abbremsenden Effekt auf die Erkrankung haben. So ist es völlig normal, dass sie das Gefühl haben, selbst beim fünften oder sechsten Rückfall, selbst wenn weitere Metastasen aufgetreten sind, »da geht doch noch was«, »es muss doch noch was geben«, »es ging doch bisher immer weiter«. Diese Hoffnung auf ein Wunder geht teilweise so weit, dass man als behandelnder Arzt das Gefühl hat, dass

Patientinnen sich, gerade aufgrund der langjährigen Krankheitserfahrung, schon fast für unsterblich halten. Ja, es gibt Patienten, die bis zuletzt auf ein Wunder hoffen, und es ist natürlich auch völlig in Ordnung, dass man sich bis zum letzten Atemzug gegen das Unvermeidliche wehren darf. Wir wissen aus Studien, dass selbst hochbetagte Neunzig- und auch über Hundertjährige leben wollen und Zukunftspläne schmieden. Und auch ich sehe es nicht als meine Aufgabe an, Patienten, die auf ein Wunder hoffen, wieder und wieder auf den baldigen Tod hinzuweisen. Sie wissen ja selbst auch, dass sie übergewichtig sind, ohne dass ihr Partner sie bei jedem Stück Torte erneut darauf hinweisen muss. Und trotzdem gibt es Methoden, mit Patienten über beide Möglichkeiten, die Chance auf ein Überleben sowie den baldigen Tod, zu sprechen und auch beides gleichberechtigt nebeneinanderstehen zu lassen.

Eines darf man bei aller Vernunft und Kopflastigkeit nie vergessen: Wenn es wirklich um die Wurst geht, nützt es uns im Zweifel überhaupt nichts, dass wir uns intensiv mit dem Tod und dem Sterben auseinandergesetzt und das Thema vermeintlich für uns selbst geklärt haben. Die bekannte Sterbeforscherin Elisabeth Kübler-Ross, die »Die fünf Phasen des Sterbens« definiert hat, forderte einmal: »Man muss loslassen können. Wenn der Sterbende und seine Familie das akzeptieren, ist es das Schönste überhaupt.« Als sie dann selbst sterbenskrank war, wehrte sie sich jedoch mit all ihr zur Verfügung stehenden Kraft gegen ihren eigenen Tod.

Ein kurzer Exkurs zum Thema Loslassen

Das ist ein Begriff, der immer wieder gebraucht wird. Patienten werden aufgefordert loszulassen, Eltern werden aufgefordert, doch endlich ihr sterbenskrankes Kind loszulassen. Nicht nur ich, auch viele Patienten, insbesondere Eltern sterbenskranker Kinder, mit denen ich gesprochen habe, haben erhebliche Probleme mit diesem Begriff. Loslassen hat für mich irgendwo auch ein Stück weit mit Fallenlassen – im Stich lassen – zu tun. Ich sehe das Bild vor mir, dass mein Kind über einem Abgrund hängt und ich es verzweifelt versuche festzuhalten. Die Aufforderung, diesen über alles geliebten Menschen loszulassen, ist eine schreckliche Vorstellung. Darum schlage ich im Gespräch mit Betroffenen ein anderes Wort vor: Zulassen. Zulassen, dass jemand sterben darf; zulassen, dass alles Menschenmögliche getan wurde und dass keine Macht es jetzt mehr ändern kann. Wenn Sie es zulassen, dass Ihr Kind sterben darf, können Sie es weiter festhalten, dann dürfen Sie weiter in Verbindung bleiben. Hier zerreißt nichts, das Band bleibt bestehen.

Elisabeth Kübler-Ross hat sich mit vielen Sterbenden unterhalten und dabei eine sehr feine Beobachtungsgabe für unser Gesundheitssystem entwickelt. Sie schreibt: »Die Einsamkeit, die unpersönliche Behandlung setzt schon ein, wenn der Kranke aus der gewohnten Umgebung herausgerissen und hastig ins Krankenhaus geschafft wird. Wer sich jemals in einem solchen Augenblick nach Ruhe und Trost gesehnt hat, vergisst niemals, wie man ihn auf die Trage packte und mit heulenden Sirenen ins Krankenhaus transportierte. Der Transport ist bereits der Beginn einer langen Leidensgeschichte. Schon der Gesunde erträgt kaum die Geräusche, das Licht, die Pumpen, die vielen Stimmen, die den Kranken im Notaufnahmeraum überfallen ... Im Notaufnahmeraum der Klinik entfaltet sich sofort die Geschäftigkeit von Schwestern, Pflegern, Ärzten. Vielleicht stellt sich eine Laborantin zur Blutentnahme ein, ein Spezialist, der ein Elektrokardiogramm machen will, vielleicht packt man den

Kranken auf einen Röntgentisch. Jedenfalls fängt er hier und da eine Bemerkung über seinen Zustand oder entsprechende Fragen an seine Angehörigen auf. Langsam, unausweichlich beginnt man ihn als Gegenstand zu behandeln. Er hört auf, eine Person zu sein. Oft entscheidet man gegen seine Wünsche, und wenn er sich dagegen aufzulehnen versucht, verabreicht man ihm ein Beruhigungsmittel. Er mag um Ruhe, Frieden und Würde flehen. Man wird ihm Infusionen, Transfusionen, die Herz-Lungen-Maschine, eine Tracheotomie verordnen, was eben medizinisch notwendig erscheint. Vielleicht sehnt er sich nur danach, dass ein einziger Mensch einmal einen Augenblick bei ihm stillhält, damit er ihm eine einzige Frage stellen kann. Doch ein Dutzend Leute machen sich rund um die Uhr an ihm zu schaffen, kümmern sich um seine Pulsfrequenz, um Elektrokardiogramm und Lungenfunktion, um seine Sekrete und Exkrete, nur nicht um ihn als Persönlichkeit.«

Patienten haben in unserem Gesundheitssystem gelernt, dass nicht sie, sondern ihre Erkrankung im Mittelpunkt der ärztlichen Bemühungen steht. Daher ist der Moment, in dem die erkrankungsgerichteten Therapien nicht mehr sinnvoll erscheinen, der Moment des gefürchteten Fürsorgeabbruchs und darum ist das Bitten nach weiterer Diagnostik und das Flehen nach dem nächsten Behandlungsversuch ein Stück weit die Folge des Erlebnisses, dass Patienten sich von Ärzten als Erkrankte und nicht als Menschen behandelt fühlen.

Elisabeth Kübler-Ross hat insgesamt fünf Sterbephasen definiert:

1. Die Phase des Nicht-Wahrhaben-Wollens
2. Die Phase des Zorns
3. Die Phase des Verhandelns
4. Die Phase der Depression
5. Die Phase der Zustimmung

Wichtig ist hierbei zu wissen, dass selbstverständlich nicht alle Patienten alle Phasen durchlaufen. Ebenso wesentlich ist, dass sie diese Phasen nicht notwendigerweise in dieser Reihenfolge durchlaufen müssen oder überhaupt einer festen Reihenfolge folgen. So kann es durchaus sein, dass Patienten vermeintlich die Phase der Zustimmung erreicht haben und plötzlich wieder anfangen zu verhandeln.

Unser Kernthema bleibt die Hoffnung. Ich hatte schon erwähnt, dass sich für mich die Beschäftigung mit dem eigenen Tod und die Hoffnung auf ein Überleben eigentlich nicht ausschließen. Ich frage Patienten immer, wirklich immer, was sie sich wünschen. Viele Patienten äußern ganz klar, dass sie wieder gesund werden möchten und dass sie auch fest daran glauben. Wie gesagt, ich sehe mich als Spezialisten für Lebensqualität. Dadurch, dass ich mich als solcher dem Patienten vorgestellt habe, fällt es mir entsprechend leicht, ihm auch glaubhaft zu vermitteln, dass ich alles in meiner Macht Stehende dafür tun werde, ihn dabei zu unterstützen und wenn es irgendwie möglich ist, ihn auch wieder gesund zu machen. Und trotzdem bitte ich immer darum, auch über einen Plan B zu sprechen: Was machen wir, wenn dieser Wunsch nicht erfüllt wird? Wenn Sie den ersten Schritt getan haben und die Hoffnung, dass Patienten auf ein Überleben bauen, unterstützen und nicht zerstören, können Sie mit den meisten Patienten über wirklich alles reden, über den drohenden baldigen Tod und all die Dinge, die dann vielleicht von Bedeutung sein könnten. Die Tür ist dann oftmals ganz weit offen, um auch über andere Hoffnungen zu sprechen: die Hoffnung auf Schmerzkontrolle, die Hoffnung auf Linderung der Luftnot, kurzum, die Hoffnung auf ein würdiges, beschwerdearmes Sterben. Damit ein Patient diese Hoffnungen überhaupt entwickeln kann, muss er Vertrauen fassen und das Gefühl haben, dass er nicht wie eine heiße Kartoffel fallen gelassen wird, wenn irgendwann keine sinnvolle, gegen die Erkrankung gerichtete Therapie mehr zur Verfügung steht.

Nach meiner Erfahrung sind diese Gespräche über einen Plan B – Was, wenn das Schlimmste doch eintritt? – gar nicht so schwer. Denn natürlich hat jeder Patient, auch der, der intensiv weiter an Heilung glaubt, diese latente Bedrohung immer im Genick sitzen. Das Beste, was wir in diesen Momenten tun können, ist, dem Patienten Hilfe, Unterstützung und auch Fürsorge anzubieten.

Leider ist die Lebensrealität im Krankenhaus noch immer eine andere: Über siebzig Prozent der Erwachsenen und fast neunzig Prozent aller sterbenden Kinder sterben eben nicht beschwerdearm und würdevoll.

Würden sich alle Patienten in unserer Versorgung sozial eingebettet fühlen, und würde man sie wirklich würdig im Krankenhaus versorgen, dann hätten sie auch bei schlechter Prognose Hoffnung. So gibt es riesengroße Ängste auf beiden Seiten. Die Angst des Patienten vor dem Fürsorgeabbruch: »Gehen Sie nach Hause, wir können nichts mehr für

Sie tun!« Und die Angst des Arztes, den Patienten durch eine ehrliche Aufklärung ihre Hoffnung zu nehmen. Die Angst des Arztes ist leicht erklärt. Kommunikative Fähigkeiten werden im medizinischen Studium nicht geschult, und wenn ich mich an meine eigene Zeit als Assistenzarzt zurückerinnere, war es in aller Regel so, dass die wirklich kritischen Gespräche vom Oberarzt hinter verschlossenen Türen geführt wurden. Im Umkehrschluss heißt das, dass ein ängstlicher, hilfloser Patient einem ebenso ängstlichen, meist unerfahrenen und gleichermaßen hilflosen Arzt gegenübersteht. Die Gespräche, wenn sie denn überhaupt stattfinden, finden meist unter Ausschluss des Pflegepersonals oder anderen (zum Beispiel psychosozialen) Mitarbeitern statt, Übergaben über Gesprächsinhalte oder schriftliche Dokumentationen fehlen oftmals ganz, und so bleibt der Patient in Bezug auf seine Erkrankung fast immer im Unklaren. Das Personal der Station, die den Patienten versorgt, weiß nicht, was der Patient weiß, wie man mit ihm umgehen darf oder soll, und aus diesem allgemeinen Eiertanz resultiert ein handfestes Unwohlsein aller Beteiligten, das dann gerne in einer zunehmenden Entmenschlichung des Patienten mündet. Die Pflegenden gehen immer weniger gerne in das Zimmer rein, weil keiner weiß, was er sagen soll, und letzten Endes ist es dann nicht mehr Wilfried Müller, der dringend Fürsorge und Ansprache braucht, sondern der metastasierte Darmkrebs in Zimmer acht, der einfach nicht akzeptieren will, dass er sterben muss, und mit seiner permanenten Klingelei, insbesondere nachts, allen auf die Nerven fällt.

Für mich gibt es im Wesentlichen drei handlungsleitende Grundsätze, auch im Umgang mit der Hoffnung von Patienten.

1. *Frage immer nach den Wünschen des Patienten.* Und natürlich gilt es in diesem Zusammenhang auch, den Wunsch auf ein Überleben zu respektieren.
2. *Handle so, wie du es dir für dich oder einen nahen Angehörigen wünschen würdest.* Wenn alleine dieser Grundsatz von der Mehrzahl der medizinischen Profis beherzigt würde, könnte man unendlich vielen Menschen extrem viel Leid am Lebensende ersparen.
3. *Stehe zu deiner eigenen Hilflosigkeit und Begrenztheit.* Patienten in einer existentiellen Notlage brauchen keinen entrückten Halbgott an ihrer Seite, der sich kraft seines Wissens und seiner Funktion gebührend vom Patienten distanziert.

Während meines Studiums habe ich wieder und wieder eingebläut bekommen, dass es im ärztlichen Heilberuf um professionelle Distanz geht, dass die Patienten von uns erwarten dürfen, dass wir der Fels in der Brandung sind und immer alles unter Kontrolle haben. Die Arbeit mit lebensbegrenzend erkrankten Menschen unterscheidet sich in vielfacher Weise von anderen typischen Situationen, die sonst den Alltag eines Arztes bestimmen. Eigentlich sind wir als Ärzte darauf trainiert und gedrillt, die Macher zu sein. Wir sind es, die im Notfall nach vorne treten, wir arbeiten am Patienten, wir sichern die Atemwege, wir operieren. Als Palliativmediziner sieht das ein bisschen anders aus. Da stehen wir in aller Regel nur in der zweiten Reihe. In der ersten Reihe stehen die Angehörigen, diejenigen, die wirklich ganz unmittelbar zu ihm, dem Patienten, gehören. Wir treten nur dann nach vorne, wenn unsere medizinische Hilfe in der konkreten Situation gebraucht wird. Unsere eigentliche Stärke liegt aber darin, dass wir bleiben. Das heißt, wir ziehen uns nicht zurück, wenn es traurig und belastend wird, wir sind auch dann noch da, wenn es nichts mehr zu retten und zu heilen gibt, und wir halten auch diese Situationen mit dem Patienten und seinen Angehörigen gemeinsam aus.

Wenn man in der Medizin von professioneller Distanz spricht, habe ich oft das Gefühl, dass es viele Kollegen gibt, die gar nicht schnell genug die emotionale und räumliche (!!!) Distanz zum Patienten suchen, sobald klar ist, dass keine Heilung mehr in Sicht ist. Deswegen spricht man in der Palliativversorgung auch ganz bewusst von professioneller Nähe, und in meinen Augen geht es völlig in Ordnung, dass sowohl der Patient als auch die Angehörigen spüren, wenn uns ihre Situation berührt und nahegeht. Die Kunst besteht darin, die feine Balance zu halten, denn wir sind nur Beteiligte, nicht persönlich Betroffene, und das bedeutet, dass wir – egal, wie schrecklich eine Situation auch sein mag – trotzdem immer noch eine Stütze für den Patienten und die Angehörigen sein müssen. Es kann und darf nicht sein, dass der Patient das Gefühl bekommt, uns »Behandler« trösten zu müssen.

Ja, auch wir Ärzte müssen uns schützen! Nach einem Arbeitstag gehe ich nach Hause und weiß: Es ist nicht mein Kind, das da liegt und stirbt. Ich gehe nach Hause und lebe mein normales Leben weiter. Ich kann und darf nicht bei jedem meiner Patienten mitsterben. Nur so kann ich für Patienten und Angehörige in Extremsituationen hilfreich sein. Patienten dürfen aber von mir erwarten, dass ich mitschwinge und in der Lage bin, mitzufühlen und Nähe zuzulassen, ohne selbst daran zu zerbrechen. Ja, ich nehme Patienten und Angehörige in den Arm und ja, bei mir dürfen Angehörige ihre Tränen auch in den Arztkittel weinen. Das ist meine Form von Professionalität. Das ist professionelle Nähe. In meiner Klinik versorgen wir über tausend sterbenskranke Menschen pro Jahr. Bereits vor vielen Jahren habe ich gesagt: »An dem Tag, an dem mich das Leid, das Sterben und der Tod eines Menschen nicht mehr berühren, höre ich auf zu arbeiten.« Dazu stehe ich bis heute.

Zum Thema Hoffnung möchte ich Ihnen noch eine kurze Geschichte erzählen. Manfred G., der schon seit einigen Wochen in einer internistischen Abteilung des Krankenhauses lag, hatte sich seit einer guten Stunde intensiv mit einem Mitglied meines Teams über seinen Plan B – »Was tun, wenn es nicht gut ausgeht?« – ausgetauscht. Man war mittlerweile sehr detailliert zu einer Beerdigungsplanung vorgedrungen. Der Patient hatte sich für die Beisetzung in einem Friedwald entschieden und man war just in diesem Moment dabei, geeignete Lieder für die Trauerfeier festzulegen, als die Tür aufging und der Chef der Abteilung nebst Geschwader von Ober- und Assistenzärzten das Zimmer betrat. Gut gelaunt ging er auf Manfred G. zu, klopfte ihm auf die Schulter und sprach: »Denken Sie immer daran, mein Bester, die Hoffnung stirbt zuletzt.« Daraufhin schaute ihn Herr G. völlig konsterniert an und erwiderte kurz und trocken: »Ja, das stimmt, aber sie stirbt doch.« Nach einer kurzen Schrecksekunde verließ die Abordnung Weißgewandeter schweigend das Patientenzimmer. Selbstverständlich unter Wahrung professioneller Distanz.

◈

Heilen – manchmal,
lindern – oft,
trösten – immer.

◈

Drittes Kapitel

Beschwerden am Lebensende und was wir wirklich tun können

Warum die Angst vor Schmerzen tatsächlich unbegründet ist

Das Wenige, was Du tun kannst,
ist viel, wenn Du nur irgendwo
Schmerz und Weh und Angst
von einem Wesen nimmst.
Albert Schweitzer

Wir werden von ziemlich verzweifelten Kollegen zu einer Patientin dazugerufen. Sie ist Mitte vierzig und leidet unter einer sehr seltenen Krebsform. Quasi die gesamte Hautoberfläche von Tina W. ist betroffen, so dass dieser Mensch im Grunde genommen eine einzige große offene Wunde ist. In diesem Stadium der Erkrankung ist es nicht mehr möglich, einen Zugang zu legen, um Schmerzmedikamente in die Vene zu geben, weil oberflächlich schlicht keine Vene mehr auffindbar ist. Nach tiefen Venen zu suchen, ergibt auch keinen Sinn, weil man einen Katheter dann ja irgendwo an der nicht mehr vorhandenen Haut annähen müsste.

Die Patientin ist bei Bewusstsein. Die meiste Zeit des Tages sind ihre Schmerzen mit Morphin, das sie noch schlucken kann, halbwegs vernünftig kontrollierbar. Das große Problem sind die Verbandswechsel, die zweimal am Tag am gesamten Körper vorgenommen werden müssen. Diese Prozeduren dauern etwa eine Stunde und sind für die Patientin unglaublich schmerzhaft. Sie schreit dabei durchgehend, wie ein verwundetes Tier. Sowohl für die direkt betroffene Patientin als auch sämtliche Patienten der Station, die die Schreie zweimal am Tag durch die Wände und über den Flur hören können, aber auch für das behandelnde Krankenhauspersonal ist die Situation nicht auszuhalten. Was also tun?

Zum Glück haben wir heutzutage die Möglichkeit, hochwirksame Schmerzmittel in praktisch jede verfügbare Körperöffnung zu geben. Wir entschließen uns, Tina W. sowohl stärkste Schmerzmedikamente als auch sedierende, also abschirmende Medikamente in Form eines Nasensprays zu verabreichen. Es gibt Substanzen, die nach ihrer Verabreichung extrem schnell beginnen zu wirken, und so gelingt es uns, die Verbandswechsel in den kommenden Tagen und Wochen für alle Beteiligten erträglich zu gestalten. Der Vorteil an der großen Auswahl hochwirksamer Medikamente, die uns zur Verfügung steht, ist, dass wir hier Substanzen wählen konnten, die auch nicht wesentlich länger als die tatsächliche Dauer des Verbandswechsels in ihrer Wirkung anhielten, so dass die Patientin kurz danach wieder wach, klar, orientiert und ansprechbar war und nicht noch mehrere Stunden einen Medikamentenüberhang hatte.

Was wir bei dieser Patientin gut beobachten konnten, war, dass es nicht immer nur traditionelle Medikamente der klassischen Schulmedizin sind, die Schmerzen wirksam lindern können. So hatten wir mehrere therapeutische Angebote bei ihr etabliert, unter anderem regelmäßige Besuche durch einen Therapie-Begleithund. Bei einer Visite wurde ich von der betreuenden Krankenschwester angesprochen, die mir sagte: »Wisst ihr eigentlich, wie wirksam euer Hund ist, habt ihr mal in die Patientenkurve geschaut?« Und tatsächlich, seit Beginn der tiergestützten Therapie hat die Patientin nur noch ein- bis zweimal am Tag nach einer Zusatzschmerzmedikation verlangt. Davor, ohne Hund, waren es bis zu sechs, manchmal sogar acht Gaben pro Tag. Zur nächsten Sitzung der tiergestützten Therapie bin ich dann einfach mitgegangen und konnte mich selbst davon überzeugen. Als die Tür aufging und die Patientin freudestrahlend den Hund erblickte, begrüßte sie ihn mit den Worten: »Ach wie schön, da kommt ja wieder mein Schmerzmittel auf vier Pfoten.«

In Deutschland leidet jeder fünfte bis sechste Mensch unter lang anhaltenden Schmerzen, und in aller Regel dauert die Odyssee, die diese Menschen auf sich nehmen müssen, bis sie endlich an einen Schmerztherapeuten geraten, ebenfalls viele Jahre (im Durchschnitt über acht Jahre). Genau hier liegt eines der grundlegenden Probleme, denn Schmerz ist eben kein triviales Symptom, das in jedem Fall problemlos und von jedem Hausarzt oder Orthopäden wirksam und effektiv behandelt werden kann. Der deutsche Schmerzforscher Walter Ziegelgänsberger hat einmal gesagt: »Der Schmerz eines Menschen ist so vielfältig und individuell wie seine Erfahrungen mit der Liebe.«

Vielleicht gehören Sie ja selbst zu den fast zwanzig Prozent der Menschen, die mit lang anhaltenden oder chronischen Schmerzen zu kämpfen haben. Und vielleicht beginnen Sie jetzt schon »einen Hals auf mich zu schieben«, wenn ich behaupte, dass es möglich ist, die Schmerzen einer Patientin mit diffus metastasiertem Brustkrebs mit Einwachsen in den Brustkorb, Einwachsen in die Leber, mehreren Knochenbrüchen und Einwachsen in Nervenstrukturen unter Kontrolle zu bekommen, während Sie doch »nur« unter einer minimalen Bandscheibenvorwölbung leiden, die ganz diskret auf eine Nervenwurzel drückt und Ihnen trotzdem solche Schmerzen bereitet, dass Sie bereits seit vier Monaten krankgeschrieben sind. Um diesen vermeintlichen Widerspruch auflösen zu können, müssen wir uns kurz etwas intensiver damit beschäftigen, was Schmerz überhaupt ist.

Nach den seit 1979 gültigen Definitionskriterien der Internationalen Schmerzgesellschaft sind Schmerzen unangenehme Sinnes- und Gefühlserlebnisse, die mit tatsächlicher oder möglicher Gewebeschädigung einhergehen oder von betroffenen Personen so beschrieben werden, als wäre eine solche Gewebeschädigung die Ursache. Im Nachsatz heißt es noch: »Schmerzen sind immer subjektiv.«

Genau hier sind wir wieder bei einem wesentlichen Unterscheidungsmerkmal angelangt zwischen akuten Schmerzen und einem chronischen beziehungsweise chronifizierten Schmerz, bei dem sehr häufig (wir erinnern uns: Schmerzen entstehen immer im Kopf!) vielfältige Einflussfaktoren eine Rolle spielen. Es muss nicht immer eine direkte Schädigung von Strukturen vorliegen, um eine Schmerzempfindung auszulösen! Insbesondere bei Menschen mit Tumorerkrankungen im fortgeschrittenen Stadium haben wir es in aller Regel nicht mit chronischen oder chronifizierten Schmerzen, sondern mit akuten Schmerzen zu tun, die auf einer konkreten Ursache beruhen, die bei entsprechend sorgfältiger Diagnostik und Therapie meist auch gut linderbar sind.

Schmerz ist ein überlebenswichtiges Frühwarnsystem, eine Art Alarmstruktur, ohne die wir nicht lange überleben würden. Es gibt Menschen, die aufgrund eines Gendefektes keine Schmerzen spüren; die laufen auch mit einem gebrochenen Bein weiter; die ziehen ihre Hand nicht möglichst rasch wieder von der glühenden Herdplatte runter; die merken leider eben auch nicht rechtzeitig, dass ihnen gerade der Blinddarm durchgebrochen ist. Nur sehr wenige dieser Patienten erreichen überhaupt das Erwachsenenalter.

Zum Glück haben wir aber nicht nur dieses Alarmsystem. Wir besitzen auch hocheffektive körpereigene Systeme, die in der Lage sind, Schmerzen, auch stärkste Schmerzen, wirkungsvoll zu dämpfen oder gar gänzlich auszuschalten. Hier werden Botenstoffe ausgeschüttet, die die Schmerzwahrnehmung zum Beispiel in extremen Stress- oder Verletzungssituationen komplett unterdrücken können. Denken Sie an Menschen nach Autounfällen, die zum Teil mit schwersten Verletzungen eingekeilt im Auto sitzen und trotzdem nur wenig oder gar keine Schmerzen spüren.

Es ist ungemein wichtig, sich immer wieder klarzumachen, dass es unter Beachtung einiger Regeln tatsächlich gelingen wird, bei den allermeisten Patienten, auch mit stärksten tumorbedingten Schmerzen, eine befriedigende Schmerztherapie zu etablieren.

Die 10 Regeln der Schmerztherapie

1. Die Schmerztherapie ist eine ganzheitliche Therapie nach dem sogenannten Total-Pain-Konzept und berücksichtigt alle vier Teilbereiche: den körperlichen, den seelischen, den sozialen und den spirituellen Schmerz gleichermaßen.
2. Die Patienten sind voll und ganz in den Behandlungsplan eingebunden.
   Dazu müssen sie ihrem Wissen und Interesse entsprechend aufgeklärt und informiert sein. Je besser das Verständnis über die Zusammenhänge und die Wirkweise der Therapie, desto besser ist die Therapietreue des Patienten und in der Regel auch die Wirksamkeit einer Therapie.

Viele Patienten haben massive Ängste vor Morphin. Hier muss vonseiten des Ärzteteams genügend Zeit aufgewendet werden, dem Patienten die Angst vor dieser Substanz zu nehmen. Außerdem sollten vor Beginn der Therapie realistische Behandlungsziele vereinbart werden. Klare Ansagen, keine Geheimsprache! Wenn ein Patient mit einer durchmetastasierten Tumorerkrankung, gebrochenen Knochen und Nervenschädigungen, Dauerschmerzen von acht von zehn (auf einer Skala von null bis zehn) und bis zu zwanzig Schmerzdurchbrüche der Stärke zehn von zehn am Tag hat, und Sie ihn nach seinem Behandlungsziel fragen, und er antwortet: »Die Schmerzen sollen runter auf null von zehn, und ich möchte auch keine Nebenwirkungen durch die eingesetzten Medikamente bekommen«, dann kann sich der Arzt noch so viel Mühe geben. Er wird seinen Patienten auf jeden Fall enttäuschen müssen.
Ich sage meinen Patienten in solchen Situationen immer: »Natürlich ist es möglich, Ihren Schmerz auf null herunterzufahren, nur werden Sie dann die meiste Zeit des Tages bewusstlos im Bett liegen und nicht mehr in der Lage sein, mit Ihren Angehörigen zu kommunizieren.«
Oft ist es gut, ein gemeinsames realistisches Therapieziel zu definieren. Mit einer leichten Sedierung durch die eingesetzten Medikamente erreichen wir zum Beispiel Ruheschmerzen der Stärke drei bis vier von zehn und nehmen dafür eventuell etwas Verstopfung, Übelkeit und ein leicht gesteigertes Schlafbedürfnis in Kauf. Die Schmerzen befinden sich damit in einem erträglichen Bereich, und der Patient kann mit minimalen Einschränkungen und einer deutlich gebesserten Lebensqualität wieder am gesellschaftlichen Leben teilhaben.

Ich stelle immer wieder fest, dass Patienten äußerst

ungern Schmerzmedikamente einnehmen wollen. Interessant ist auch, dass ich als Arzt fast nie darüber diskutieren muss, dass es sinnvoll ist, bei einem exorbitant hohen Blutdruck blutdrucksenkende Medikamente einzunehmen und das in aller Regel auch bis zum Ende des Lebens. Bei Schmerzpatienten, selbst bei Tumorschmerzpatienten, sieht das völlig anders aus. Hier muss ich fast immer intensive Aufklärung betreiben, dass eine frühzeitige Dauermedikation, auch mit hochpotenten Schmerzmedikamenten, absolut notwendig ist, um seine Lebensqualität zu verbessern und aller Voraussicht nach auch seine Lebenszeit zu verlängern.

Immer wieder begegnen uns Patienten, die zitternd und schweißgebadet im Bett liegen und bei jeder noch so geringen Bewegung zusammenzucken, aber auf die Nachfrage, wie es denn mit ihren Schmerzen aussähe, antworten: »Ich kann's schon noch irgendwie aushalten.« Ich sage diesen Patienten dann klar und deutlich, dass sie mit dieser Einstellung weder einen Orden für besondere Leidensfähigkeit bekommen werden noch den Sparpreis ihrer Krankenversicherung. Sie leiden völlig unnötig und versauen sich selbst, aber auch ihren Angehörigen die noch verbleibende gemeinsame Zeit zum Teil ganz gehörig. Viele nehmen ihre Schmerzmedikamente auch nur bei Bedarf und nicht, wie angeordnet, als Dauermedikation ein. Auch hier erhalten wir auf Nachfrage, wann und in welcher Regelmäßigkeit sie ihre Schmerzmedikamente denn einnehmen würden, ganz oft folgende Antwort: »Nur wenn ich es überhaupt nicht mehr aushalte!« Das Problem ist nur, dass es dann schon zu spät ist.

Ich möchte es Ihnen anhand eines simplen Beispiels, das ein hochgeschätzter Kollege von mir immer wieder verwendet, veranschaulichen: Stellen Sie sich vor, Sie sitzen auf einer Waldlichtung am Lagerfeuer und neben Ihnen steht ein Eimer mit Wasser. Das Lagerfeuer ist Ihr Schmerz, der Eimer mit Wasser Ihr Schmerzmittel. Was machen Sie, wenn Sie wollen, dass das Lagerfeuer nicht mehr brennt? Sie nehmen den Eimer Wasser und schütten ihn über das Feuer. Leider warten die allermeisten Menschen so lange, bis um sie herum der halbe Wald brennt und greifen in ihrer Verzweiflung dann hektisch nach dem Eimer. Dass sie zu diesem Zeitpunkt den Brand nicht mehr löschen können, sollte eigentlich jedem klar sein.

Aus zahlreichen Studien wissen wir, dass eine regelmäßige und auch frühzeitige Schmerztherapie in aller Regel zu einem insgesamt deutlich niedrigeren Verbrauch an Schmerzmedikamenten führt, weil der Patient eben nicht permanent höchste Dosierungen einnehmen muss, um diese unerträglichen Schmerzspitzen in letzter Sekunde und in größter Not noch einmal abzufangen. Allerdings gibt es Stolperfallen. Der Patient ist gut eingestellt, der Schmerz ist auf der Skala von acht runter auf drei. Alles gut soweit. Doch was macht der Patient? Er setzt eigenhändig die Medikamente ab, weil die Beschwerden ja fast weg sind. Völlig überraschend kommen die alten Schmerzen schlagartig zurück, da wir ja nur das Symptom des Schmerzes gelindert und nicht die Grundursache, zum Beispiel den Knochenbruch, behoben haben. Hier lohnt es sich für alle Betroffenen, Ärzte wie Patienten, immer wieder aufklärende Gespräche über eine Schmerzmedikation als Dauermedikation zu führen – auch bis zum Lebensende!

Erinnern Sie sich an das bereits erwähnte WHO-Stufenschema zur Schmerzbehandlung? Dieses ist für sogenann-

te Dritte-Welt-Länder und niemals für weiter entwickelte Länder wie Deutschland angedacht gewesen. In seiner Schlichtheit ist es für komplexe Schmerzprobleme, wie sie oft bei Tumorpatienten vorliegen, völlig ungeeignet. Trotzdem beschränkt sich das Wissen vieler Kollegen genau hierauf, und so werden immer noch viele Patienten mit den falschen Medikamenten und häufig auch mit völlig falschen Dosierungen behandelt. Das WHO-Stufenschema können Sie jedem Medizinstudenten in zehn Minuten beibringen. Zum Schmerztherapeuten oder Palliativmediziner werden Sie durch eine mehrjährige Weiterbildung und sehr viel Erfahrung.
Mein Tipp: Fragen Sie bei Ihrem Arzt lieber einmal mehr nach als zu wenig, und haben Sie keine Angst vor den Halbgöttern in Weiß. Was ist am Ende des Tages denn wichtiger, das Ego des Arztes oder Ihre Lebensqualität (oder die eines geliebtes Familienmitgliedes)?

3. Schmerzmessung ist die Grundlage einer jeden Schmerztherapie.
Während der Behandlung erfolgt immer wieder eine Kontrolle und Anpassung der Therapie anhand einer Schmerzmessung. Heutzutage bekommen die meisten Tumorpatienten schmerzlindernde Medikamente angesetzt. Leider werden aber die wenigsten tatsächlich im Verlauf der Behandlung nach deren Wirksamkeit gefragt, und viel zu selten finden hier notwendige Anpassungen statt. Bei einer rasch fortschreitenden Erkrankung kann es durchaus der Fall sein, dass man eine Schmerztherapie, teilweise wöchentlich, teilweise bis zu mehrfach täglich immer wieder neu anpassen muss. Besonders problematisch wird es dann bei Patientengruppen, die sich hinsichtlich ihrer Schmerzen nicht klar äußern können.

Denken Sie nur an Demenzerkrankte oder kleine Kinder. Allerdings gilt auch hier: Nur weil etwas schwierig ist, ist es nicht unmöglich. Auch bei diesen Patienten gibt es keine Ausreden!

Es gibt bestens überprüfte und verlässliche Schmerzfremdbeobachtungsskalen, so dass eine Schmerzmessung und Therapiesteuerung jederzeit problemlos möglich ist. Denken Sie immer daran: Eine Schmerztherapie ohne Schmerzmessung und damit ohne Erfolgskontrolle ist ein absoluter Blindflug und führt in den allermeisten Fällen zu einem sehr unbefriedigenden Ergebnis für den Patienten. Trotzdem ist es eher die Regel als die Ausnahme! Und das, obwohl die internationale Schmerzgesellschaft bereits 2005, also vor über zehn Jahren, gefordert hat, Schmerz wie Puls, Blutdruck, Temperatur und Atemfrequenz als fünften Vitalparameter genauso sorgfältig zu erfassen und zu dokumentieren. Wird es in der täglichen Praxis durchgeführt? Nein!

Kein Mensch käme auf die Idee, einem Diabetiker eine willkürliche Anzahl Insulineinheiten zu verabreichen, ohne regelmäßige Blutzuckerkontrollen durchzuführen. Sie sehen, auch bei den Ärzten ist auf diesem Gebiet noch viel Aufklärung notwendig.

4. Die Schmerztherapie richtet sich nach der Ursache des Schmerzes.

Wenn möglich, sollte man immer versuchen, die Schmerzursache zu beseitigen (zum Beispiel einen Knochenbruch noch einmal zu schienen). Ist das, aus welchen Gründen auch immer, nicht durchführbar, steht eine medikamentöse Linderung im Vordergrund. Jede Schmerztherapie sollte hochindividuell aus mehreren therapeutischen Bausteinen zusammengesetzt und im Optimalfall auch in Zusammenarbeit mehrerer Berufsgruppen (Schmerztherapeut, Physiotherapeut, Psychologe) durchgeführt werden.

5. Dauerschmerzen werden mit einer Dauermedikation behandelt.
6. Bei einer Basisschmerztherapie mit Opioiden wie zum Beispiel Morphin sollte immer eine zusätzliche Bedarfsmedikation in Form eines schnell wirksamen Morphin-Präparates für Schmerzdurchbrüche mitverordnet werden.
7. Zu erwartende Nebenwirkungen einer Schmerztherapie, wie Übelkeit oder Verstopfung, sollten immer angesprochen und vorausschauend behandelt beziehungsweise vermieden werden.
8. Es ist die jeweils am einfachsten durchzuführende Therapie auszuwählen. Das Motto lautet: KISS (Keep It Simple & Stupid).
   Bei den allermeisten Patienten bedeutet das eine Schmerztherapie in Form von Tabletten. Bei Patienten, die nicht schlucken können, haben sich Pflastersysteme bewährt. Leider erhalten viele Patienten auch heute noch Zäpfchen. Da sollte man sich immer mal wieder fragen, wie angenehm einem selbst diese Form der Therapie wäre. Einer meiner geschätzten Kollegen sagt immer: »Zäpfchen sind was für Arschlöcher!«
9. Der Patient hat immer recht, wenn er Schmerzen äußert. Darüber hinaus hat jeder Mensch einen Rechtsanspruch auf eine umgehende und umfassende Behandlung seiner Schmerzen. Patienten haben kein Anrecht auf Schmerzfreiheit oder eine von ihnen definierte angemessene Schmerzlinderung, aber wir Ärzte müssen nachweisen, dass wir einen Patienten gemäß der aktuellen Regeln der ärztlichen Kunst entsprechend behandelt haben.

10. Bei Palliativpatienten müssen auch außerhalb des Krankenhauses (gerade da!) die ärztliche Zuständigkeit geklärt und die Erreichbarkeit (24 Stunden am Tag an 365 Tagen des Jahres) eines fachkompetenten Arztes gewährleistet sein.

Seit 2007 hat jeder Mensch in Deutschland einen Rechtsanspruch auf aufsuchende spezialisierte ambulante Palliativversorgung (SAPV), auch wenn es immer noch viele weiße Flecken ohne Versorgung auf der Landkarte gibt. Aber dazu später mehr.

Obwohl viele Schmerzen relativ unproblematisch und trivial zu behandeln sind, wie zum Beispiel postoperative Schmerzen, die ja nun wirklich keine echte Überraschung darstellen, berichten auch im Jahr 2016 noch die allermeisten Patienten über eine unzureichende postoperative Schmerztherapie in Deutschland. In einzelnen Studien finden wir bis zu 75 Prozent unterbehandelte postoperative Schmerzen, und diese Schmerzen sind im Vergleich zu Tumorschmerzen wirklich trivial. Von daher muss man leider konstatieren: Wir haben eigentlich das notwendige Wissen. Wir haben auch die dafür notwendigen Medikamente. Wir haben einen Rechtsanspruch auf eine angemessene Schmerzbehandlung. Trotzdem wird das im medizinischen Alltag leider immer noch viel zu wenig umgesetzt. Ein etwas zynisches Zitat eines unbekannten Verfassers lautet: »Die Patienten erwarten, dass sie im Krankenhaus Schmerzen erleiden, und wir Ärzte stellen sicher, dass sie nicht enttäuscht werden.«

Wir Palliativmediziner und Schmerztherapeuten sehen uns als Spezialisten für Lebensqualität und versuchen genau dem entgegenzuwirken. Ich kann Ihnen als Patient oder Angehöriger nur raten: Bitten Sie im Krankenhaus darum, dass ein Palliativmediziner oder ein Schmerztherapeut hinzugezogen wird.

»Muss ich wirklich nicht elendig ersticken?« Wie Luftnot wirksam gelindert werden kann

Ein Notfall! Wir werden von den Kollegen zu einem sechsundvierzigjährigen Patienten hinzugerufen, bei dem vor einigen Jahren ein bereits in die Lunge metastasierter bösartiger Nierentumor festgestellt wurde. Der Patient bekam über mehrere Jahre eine Chemotherapie zum Schlucken, die von ihm so exzellent vertragen wurde, dass er während der gesamten Zeit weiterhin in Vollzeit berufstätig sein konnte und die Metastasen so gut wie keine Wachstumstendenz zeigten. Alle drei Monate kam er zu einer routinemäßigen Röntgenaufnahme der Lunge, bei der nun nach fast zweijähriger Therapiedauer bei noch völligem Wohlbefinden des Patienten ein deutliches Wachstum der Metastasen festgestellt wurde. Wenige Tage später wurde der Patient mit akuten Kopfschmerzen und Übelkeit vom Notarzt in die Klinik gebracht. Bei der sofort durchgeführten Bildgebung des Kopfes zeigten sich viele, zum Teil sehr große Hirnmetastasen. Binnen weniger Stunden war der Patient schläfrig und reagierte kaum noch auf Ansprache. Er bekam eine notfallmäßige Bestrahlung des Gehirns, und eine abschwellende Therapie wurde eingeleitet. Hierunter klarte der Patient sehr schnell wieder auf und die jetzt akut lebensbedrohliche Situation konnte gemeinsam mit ihm und seiner Ehefrau besprochen werden. Dabei kam heraus, dass der Patient sowohl seine Ehefrau als auch seine vierzehn und sechzehn Jahre alten Töchter bislang überhaupt nicht über die Tragweite seiner Erkrankung informiert hatte. Die Ehefrau fiel aus allen Wolken! Trotz vieler Gespräche war der Patient nicht dazu zu bewegen, mit seinen Töchtern über seine Situation zu reden. Auch wollte er partout keine weitergehenden Informationen über die Möglichkeiten einer begleitenden Versorgung für zu Hause. Er lehnte jedes Gesprächsangebot über mögliche Notfallsituationen, und was im Zweifel zu Hause zu tun wäre, ab und verließ schließlich gegen unseren ärztlichen Rat die Klinik. Wie wir dann erfahren mussten, ist der Patient wenige Tage später auf fürchterliche Weise verstorben: Eine Metastase war in die Luftwege eingebrochen, so dass der Patient im Beisein der immer noch nicht über die Erkrankungsschwere informierten Töchter zu Hause hochdramatisch an seinem eigenen Blut, das ihm in die Lunge gelaufen war, erstickt ist. Ein absolutes Horrorszenario, das hätte vermieden werden können.

Ich erinnere mich noch sehr gut daran, wie ich als junger Arzt in der Kinderonkologie einen meiner ersten jugendlichen Patienten betreut habe: Dirk, fünfzehn Jahre, mit einem bösartigen Knochentumor, der mit voranschreitender Erkrankung immer wiederkehrende Flüssigkeitsansammlungen im Brustkorb entwickelte, die ihm erhebliche Atemprobleme bereiteten. In der Anfangszeit reichte es aus, dass man diese Ergüsse einmal pro Woche abpunktierte, zum Schluss war es fast täglich notwendig, diese Flüssigkeit abzuleiten. Vor der Behandlung bekam Dirk immer eine kleine Kurznarkose, um die Prozedur erträglicher zu gestalten.

Zu dem Zeitpunkt hatten wir eine Gruppe von Jugendlichen auf der Station – Dirk gehörte dazu –, die immer wieder für Lacher sorgten. Sie ließen sich eben nicht ihre Lebensfreude nehmen, nur weil sie ihre Kindheit im Krankenhaus verbringen mussten. So wurde zum Beispiel in der Vorweihnachtszeit die Station sowohl von Politikern als auch von großzügigen Spendern besucht, so dass oftmals mehrere Besuchergruppen pro Woche durch die Gänge geführt wurden. Die Kids hatten sich darauf bestens vorbereitet und kurz vor einem erneuten angekündigten Besuch verschiedene Schilder an ihre Türen gehängt. Auf einem stand »Bitte nicht füttern!«, auf einem anderen »Achtung! Betreten verboten, mein Krebs ist ansteckend«. Zu dieser sehr speziellen Bande gehörte auch ein Junge, dem aufgrund einer Knochenkrebserkrankung ein Bein amputiert werden musste. Er hatte in seiner Schule gerade für Furore gesorgt, weil er mit zwei Freunden für das nächste Schulfest einen großen Auftritt seiner neu gegründeten Band »The Five Legs« (übersetzt: »Die fünf Beine«) angekündigt hatte. Diese Kids waren unglaublich, und man konnte gar nicht anders, als sie ins Herz zu schließen.

Kinder und Jugendliche haben ein feines Gespür für Situationen, und so hatte natürlich auch Dirk schnell verstanden, dass ich ganz neu im Geschäft und damit ein blutiger Berufsanfänger war. Ich stand gerade neben seinem Bett, als er aus einer für die Punktion durchgeführten Kurznarkose erwachte. Meine Aufgabe bestand darin, zu überprüfen, wie fit und wach er inzwischen wieder war, und ich fragte: »Dirk, kannst du mich hören?«

»Ja«, sagte er leise.

»Und weißt du auch, wer ich bin?«

»Sie sind jeden Tag mindestens von morgens um acht bis abends um acht da. Sie sind Arzt, ein Hilfsarzt.«

Dadurch, dass ich mit Dirk nicht alleine im Zimmer war, hatte ich ab sofort einen neuen Spitznamen. Keiner fragte mehr nach mir persönlich, es hieß immer nur: »Hat irgendwer den Hilfsarzt gesehen?«

Dirk und ich hatten viel Spaß miteinander. Sein Zustand wurde im Verlauf aber immer schlechter, und auch die Punktionen und die dafür notwendigen Kurznarkosen strengten ihn mehr und mehr an. Außerdem konnten sie seine Atemnot auch zunehmend nicht mehr wirkungsvoll lindern, da nicht mehr die Flüssigkeitsansammlungen das Hauptproblem waren, sondern die Zunahme der Metastasen, die die Lungen schon so weit zerstört hatten, dass das Atmen für ihn immer beschwerlicher wurde, und er immer häufiger Luftnot bekam.

Dann kam der Tag, an dem wir mit Dirk und seinen Eltern gemeinsam besprachen, dass wir ihm, wenn es noch schlimmer werden würde (Dirk hatte inzwischen mehrfach deutlich die Angst vor einem Erstickungstod bei vollem Bewusstsein geäußert), abschirmende Medikamente geben könnten, um die Situation für ihn erträglicher zu machen. Diese Möglichkeit einer sogenannten palliativen Sedierung ist im Prinzip nichts anderes als eine Maßnahme, wie sie beispielsweise auch bei Patienten durchgeführt wird, die nach einem schweren Verkehrsunfall auf die Intensivstation kommen. Selbstverständlich dient sie nicht dazu, den Tod des Patienten zu beschleunigen, sondern lediglich, die nicht mehr aushaltbare Situation erträglich zu machen. Dirk hat sich sehr bewusst von seinen Freunden und seiner Familie verabschiedet und uns dann klar signalisiert, dass er diese Medikamente jetzt wünscht. Wenige Stunden später ist er, ohne dass seine engsten Angehörigen das Gefühl hatten, er würde sich quälen, friedlich verstorben.

Atemnot ist ein sehr häufiges Symptom in den letzten Lebenswochen, das bis zu siebzig Prozent aller Palliativpatienten betrifft. Bei Nicht-Tumorpatienten, zum Beispiel bei chronischen Lungenerkrankungen oder Herzschwäche, sind es sogar bis zu fünfundneunzig Prozent der Patienten, die damit zu kämpfen haben. Kein anderes Symptom löst so viel Panik bei den Betroffenen und natürlich den nächsten Angehörigen aus und wird als so lebensbedrohlich empfunden, kein anderes Symptom führt so oft zu häuslichen Notarzteinsätzen und Krankenhauseinweisungen am Lebensende.

Die Angst zu ersticken führt zu einer existentiellen Notlage. Und das, obwohl wir wissen, dass nur sehr wenige Patienten tatsächlich im Rahmen eines akuten Luftnotanfalles versterben. Genau diese Angst vor dem Ersticken ist es, die die Atemnot sogar noch verschlimmert. Es bildet sich der sogenannte Teufelskreis der Atemnot – Atemnot verstärkt die Angst; die Angst führt dazu, dass man schneller und flacher atmet; durch die flachere Atmung gelangt insgesamt weniger Luft in die Lungen; ganz viel Luft pendelt ungenutzt durch die Luftröhre und die Bronchien, wo kein Sauerstoffaustausch stattfindet; durch die schnellere Atmung wird aber mehr Energie und damit auch mehr Sauerstoff verbraucht, und das wiederum verstärkt die Atemnot. Von daher ist es ungemein wichtig, diesen Teufelskreis zu durchbrechen.

Bevor wir uns aber an die Therapie der Luftnot heranwagen, müssen wir unterscheiden: Liegt eine behandelbare Ursache der Luftnot vor, oder können wir nur versuchen, das Symptom zu lindern? Wenn eine behandelbare Ursache vorliegt, zum Beispiel eine kollabierte Lunge oder eine massive Flüssigkeitsansammlung im Brustkorb, sollte man nach Möglichkeit versuchen, diese Ursache zu beheben. Bei vielen Palliativpatienten liegt jedoch keine behandelbare Ursache mehr vor, es steht also die Linderung der Beschwerden im Vordergrund. Hier kann man zwischen nicht medikamentösen und medikamentösen Verfahren oder Methoden unterscheiden.

Wenden wir uns zuerst den nicht medikamentösen Verfahren zu: Das Allerwichtigste ist, den Patienten zu beruhigen, ihm das Gefühl der Sicherheit zu geben, die Angst des Patienten anzusprechen, ihn zu berühren, ihm durch Körperkontakt das Gefühl der Geborgenheit zu vermitteln und ihn in eine angenehme Haltung zu bringen. Ein liegender Patient empfindet in der Regel stärkere Atemnot, als wenn man ihn aufrecht hinsetzt. Vermeiden Sie zu enganliegende Kleidung und sorgen Sie für ausreichende Luftzirkulation im Raum. Alleine das Gefühl, einen Luftzug zu verspüren, wirkt sich nachweislich positiv aus. Sie können Fenster öffnen oder mit einem Blatt Papier Luft zufächern. Alles ist erlaubt. Eine sehr wirkungsvolle und zudem kostengünstige Methode ist die Verwendung eines batteriebetriebenen Handventilators, den Sie in jedem Ramschladen für unter zwei Euro kaufen können.

Darüber hinaus gibt es medikamentöse Möglichkeiten der Luftnotlinderung. Jetzt werden Sie vielleicht ein wenig stutzen oder sogar zurückzucken, denn die wirksamsten Medikamente zur Linderung von Luftnot sind Morphin und seine Verwandten, die Opioide. Das Morphin hilft, die Unruhe und die Angst zu lindern, dadurch atmet der Patient weniger hektisch, das heißt seltener. Die Atemzüge werden zudem wieder etwas tiefer und damit effektiver, auch um Kohlendioxid auszuatmen und Sauerstoff aufzunehmen.

Ganz wichtig ist mir, noch einmal den Unterschied zwischen Atemnot und Atemdepression zu erklären. Ich kann es gar nicht oft genug betonen, denn auch Profis verwechseln immer wieder diese beiden Begriffe. Atemnot bezeichnet Lufthunger, das heißt, das Gefühl ersticken zu müssen. Atemdepression hingegen (die durchaus durch Morphin ausgelöst werden kann, allerdings nur bei wesentlich höheren Dosierungen als die, die wir anwenden) kann dazu führen, dass die Patienten eine Dämpfung ihres Atemantriebes erfahren. Diese führt jedoch nicht zur Luftnot! Patienten mit einer Überdosierung an Opioiden vergessen schlicht und ergreifend häufig genug zu atmen.

In der Regel genügen ganz niedrige Dosierungen von Morphin, um Luftnot wirksam zu lindern. Die Dosierungen, die wir hier brauchen, liegen weit unter den Dosierungen, wie wir sie in der Schmerztherapie einsetzen. Und damit sind bei diesen Dosierungen keine gefährlichen oder beeinträchtigenden Nebenwirkungen wie zum Beispiel eine Sedierung zu erwarten, wovor viele Patienten und Angehörige ja Angst haben.

Der Atemnotplan

Es ist von größter Wichtigkeit, dass Sie mit dem Patienten ganz individuell einen Atemnotplan abstimmen. So leiden viele Patienten nicht unter durchgehender Atemnot, sondern vielleicht nur unter Luftnot bei Belastung. Hier kann ein Treppenlift schon eine enorme Hilfe sein oder ein Rollator, auf den der Patient, wenn er sich denn zu sehr anstrengen muss, immer wieder mal draufsetzen kann.

Für Patienten mit durchgehend stärkster Atemnot sollte man ein niedrig dosiertes Morphin-Präparat ansetzen und ihnen für akute Luftnotattacken ein schnell und kurz wirksames Präparat aus derselben Substanzklasse, zum Beispiel als Nasenspray (extrem schnell wirksam) mit verordnen. Gerade bei Luftnot ist es von höchster Bedeutung, dass das Notfallmedikament extrem schnell wirkt. Wenn Sie eine normale Morphin-Tablette schlucken, dauert es nämlich zwanzig bis dreißig Minuten, bis die Wirkung einsetzt.

Versuchen Sie sich einmal vorzustellen, wie das sein muss, so lange auf eine Linderung warten zu müssen, wenn Sie das Gefühl haben, mit jedem Wimpernschlag zu ersticken.

Machen Sie ein Experiment: Nehmen Sie einen Strohhalm in den Mund, halten sich die Nase zu und atmen Sie nur noch durch diesen Strohhalm. Schließen Sie dabei die Augen und versuchen Sie sich vorzustellen, dass Sie in einem Schwimmbad sind und jemand Sie unter Wasser drückt. Ich glaube, wir sind uns einig: Das hält niemand zwanzig bis dreißig Minuten aus!

Zum Glück stehen uns mittlerweile Substanzen und Darreichungsformen zur Verfügung, die denkbar einfach in der Handhabung sind und so schnell wirken, als würde man zum Beispiel Morphin direkt in eine Vene spritzen. Das Perfide dabei ist nur, dass diese schnell wirksamen Opioide nicht für die Therapie akuter Luftnot zugelassen sind, obwohl es einen breiten Konsens unter den Experten gibt – gestützt durch zahllose Studien und nicht zuletzt durch die klinische Erfahrung, dass diese Mittel die erste Wahl wären.

◈

Wie kann es eigentlich sein,
dass zum Beispiel ein Nasenspray so schnell wirkt,
wo doch die Tablette mindestens zwanzig Minuten braucht,
bis eine Wirkung einsetzt?

◈

Das System ist pfiffig. Man muss wissen, dass unsere Nerven einen sehr hohen Fettanteil haben. Und wir verwenden hier Substanzen, die stark fettlöslich sind. Jetzt ist es so, dass die Riechfasern in unserem Nasendach direkt aus dem Gehirn durch eine hauchdünne Knochenschicht ins Nasendach hineinragen. Wenn Sie das Medikament in diese Region sprühen, wird es also von den Nervenfasern selbst aufgenommen und direkt ins Gehirn geleitet. Daher wirken diese Substanzen so unglaublich schnell und wir haben bereits nach drei bis fünf Minuten ein spürbares »Anfluten« und damit eine deutliche Erleichterung für die Patienten.

Wenn die Panikkomponente im Vordergrund steht, kann man die Morphin-Präparate auch zusätzlich noch mit Beruhigungsmitteln kombinieren. So können Sie bei den allermeisten Patienten sowohl die Luftnot in Ruhe lindern als auch Atemnotanfälle wirksam durchbrechen. Wichtig ist auch, Angehörige darüber aufzuklären, dass sich natürlich an der Grundsituation, die zu dieser Luftnot führt, nichts verändert, das heißt, dass der Patient natürlich immer noch seine chronische Lungenerkrankung oder seine Metastasen hat. Man muss den besorgten Familienmitgliedern auch sagen, dass ihre Oma vielleicht immer noch angestrengt atmen wird und dass es unter Umständen sogar so aussieht, als würde sich überhaupt nichts in Richtung Linderung verändern.

Wir erleben oft die Situation, dass wir vor Patienten sitzen, die laut hörbar nach Luft schnappen, eine erheblich gesteigerte Atemfrequenz haben und offensichtlich genauso stark nach Luft ringen wie vor einer Verordnung von Morphin. Hier lohnt es sich einmal mehr, mit dem Patienten selbst zu sprechen: »Frau Müller, wie geht es Ihnen denn jetzt, nachdem das Medikament eingesetzt wurde?«

Meistens wird man dann feststellen, dass der Patient, der von außen betrachtet nach wie vor massivste Luftnot hat, mit spürbarer Erleichterung antwortet: »Super, mir geht's viel, viel besser. Ich habe eigentlich kaum noch Luftnot.«

Eingangs hatte ich schon erwähnt, dass die wenigsten Patienten tatsächlich im Rahmen eines akuten Luftnotanfalles versterben. Trotzdem kann es sein, dass Patienten in einem engen zeitlichen Zusammenhang nach der Gabe eines Morphin-Präparates am Ende doch versterben. Hier ist es unglaublich wichtig, mit dem Patienten, vor allem aber auch mit den Angehörigen, die ja häufig diese Medikamente verabreichen, zu besprechen, dass die von uns verordneten Dosierungen nicht zum Tod führen und dass die Tatsache, dass ihr Familienmitglied relativ kurz nach der Gabe eines solchen Medikamentes stirbt, nur bedeutet, das schlussendlich auch der Zeitpunkt des Sterbens gekommen war. Durch die Medikamentengabe war es für den Patienten in aller Regel nur wesentlich weniger leidvoll.

Ich möchte gerne noch einige Worte zum Thema Sauerstoff verlieren. Sowohl Patienten als auch Angehörige – und wir Profis neigen auch dazu, bei Patienten mit akuter Atemnot als Allererstes an Sauerstoff zu denken (man kann das bei den Arztserien im Fernsehen schön beobachten). Das ist übrigens etwas, das man auch in der Notfallmedizin lernt: Der erste Griff geht immer zum Sauerstoff.

Bei Palliativpatienten ist dieser Reflex aber in aller Regel falsch. Nur bei sehr wenigen Patienten ist die Gabe von Sauerstoff tatsächlich hilfreich. Mit Sauerstoff versorgte Patienten können nur sehr schwer wieder vom Sauerstoff entwöhnt werden, deswegen darf man einem Patienten unter Luftnot niemals den Sauerstoff wegnehmen, wenn man einmal damit begonnen hat, weil man damit natürlich die Situation nur verschlimmert. Man muss aber wissen: Die Patienten haben dann eine Maske vor dem Gesicht beziehungsweise einen Schlauch in der Nase. Der dann hineingepustete Sauerstoff trocknet die Schleimhäute aus, was in der Regel zu einer erheblichen Mundtrockenheit führt und oftmals auch zu einer Verstärkung der Atemnot. Ab diesem Moment ist der Patient an den Schlauch gebunden und somit von einem Gerät abhängig. Und wir wissen aus guten Untersuchungen mit vielen Tausenden von Patienten, dass wir – wenn man die Effekte von Sauerstoff bei Palliativpatienten analysiert, keine nachweislich positiven Wirkungen einer Sauerstoffgabe erwarten dürfen.

Natürlich kann es in Einzelfällen sinnvoll sein, und selbstverständlich nimmt man dem Patienten mit chronischer Lungenerkrankung seinen Sauerstoff, den er seit Jahren zu sich nimmt, nicht weg, aber der Griff zum Sauerstoff beim nach Luft ringenden Patienten darf bitte kein automatischer Reflex werden.

Zusammenfassend kann man sagen: Wir haben sowohl gute nicht medikamentöse Möglichkeiten, um Luftnot zu lindern, als auch wirksame Medikamente gegen Luftnot. In den ganz wenigen Fällen, in denen sich dieses extrem beängstigende Symptom mit allen zur Verfügung stehenden Maßnahmen nicht wirksam lindern lässt, kann man immer noch eine Abschirmung des Patienten, also eine palliative Sedierung, anbieten. Bitte merken Sie sich: Kein Mensch muss heutzutage bei vollem Bewusstsein elendig ersticken.

Zum Abschluss möchte ich Ihnen noch eine kleine Anekdote erzählen, die auf schockierende Weise auch den »entmenschlichten« Umgang der Kostenträger (Krankenkassen) mit ihren Versicherten verdeutlicht:

Als Kinderpalliativteam haben wir einen knapp dreijährigen Jungen mit einer fortschreitenden Stoffwechselerkrankung palliativ zu Hause betreut. Lucas hat im Laufe der letzten Monate zunehmend abgebaut, konnte immer schlechter schlucken und hat immer wieder Speichel und Nahrung in die Lunge bekommen, die zu heftigsten Luftnotanfällen geführt haben. In den letzten Lebenswochen ist dann auch noch der Hustenreflex ausgefallen, was eine weitere Verschlechterung der Situation zur Folge hatte. Wir haben Lucas auf ein niedrig dosiertes Morphin-Präparat eingestellt und ein schnell wirksames Opioid-Nasenspray verordnet, was dem Jungen in akuten Luftnotsituationen, wenn er sich mal wieder verschluckt hatte, schnelle Linderung brachte. Es ging ihm dann rasch immer schlechter, und es war absehbar, dass er bald sterben würde. Wir haben unsere Betreuung ab diesem Moment intensiviert und die Familie mehrfach am Tag und auch in der Nacht besucht. Letzten Endes starb der Junge dann so, wie sich die Eltern es gewünscht hatten: zu Hause unter intensiver Begleitung durch das Kinderpalliativteam.

Am Todestag des Jungen zog der Vater einen Brief der Krankenkasse aus dem Briefkasten, in dem sinngemäß stand: »Es tut uns leid, Ihnen mitteilen zu müssen, dass wir die kinderpalliativmedizinische Versorgung zu Hause nicht weiter genehmigen können.« Eine Prüfung der Patientenakte durch einen ärztlichen Mitarbeiter des Medizinischen Dienstes der Krankenkasse hätte eindeutig ergeben, dass Lucas nicht lebensbegrenzend erkrankt sei und damit keinen Anspruch auf diese Versorgung habe.

»Ich fühle mich zum Kotzen!« Wege aus der Übelkeit

Während meiner Zeit in der Kinderonkologie gab es eine jugendliche Patientin, die eine stark übelkeitsauslösende Chemotherapie erhielt. Leider hat sie auf fast keine therapeutische Maßnahme reagiert. Zum zweiten Chemotherapieblock kam sie dann mit einer Baseballmütze, auf der eine Comicfigur zu sehen war, die sich gerade heftig erbrach und das Erbrochene lief dann schön aufgestickt über den ganzen Mützenschirm. Wenn diese Patientin zu uns auf die Station kam, war das quasi immer die erste Amtshandlung: Mütze auf, Kotzbeutel in die Hand, und ab ging die Post.

Ein weiterer Jugendlicher, der auch mit permanenter Übelkeit während der Therapie gestraft war, fiel durch seine besonders grüne, aschfahle Gesichtsfarbe auf. Schon von weitem konnte man erkennen, dass er das wandelnde Unwohlsein in Person war. Auch er nahm seine Situation mit Humor und war fortan bei stationären Aufenthalten gerne mit einem T-Shirt unterwegs, auf dem stand: »Das Elend hat viele Gesichter, wie gefällt dir meins?«

Sie merken schon, mit einer guten Portion Humor ist so einiges sehr viel erträglicher, aber dazu kommen wir in einem späteren Kapitel noch ausführlicher. Bleiben wir erst einmal beim Erbrechen!

Rund vierzig Prozent aller Palliativpatienten leiden unter Übelkeit und / oder Erbrechen. Besonders häufig kommt diese Problematik bei Brustkrebs, Unterleibskrebs oder Magenkrebs vor. Oft werden insbesondere Übelkeit und Erbrechen mit Nebenwirkungen einer Chemotherapie in Zusammenhang gebracht, und gerade in diesem Feld haben wir – Gott sei Dank – im Laufe der letzten Jahre und Jahrzehnte erhebliche Fortschritte zu verzeichnen. Noch vor fünfundzwanzig Jahren hat das Pflegepersonal auf Kinderkrebsstationen den Kindern trockene Nudeln ohne Soße angeboten, damit jene, die während ihrer Therapie unter massivster Übelkeit litten, wenigstens etwas zum Erbrechen hatten; denn es ist in aller Regel noch viel, viel schmerzhafter und unangenehmer, sich mit leerem Magen zu erbrechen.

Heutzutage hilft uns eine Vielzahl unterschiedlichster Substanzen, die im Rahmen einer Chemotherapie entstehende Übelkeit und das Erbrechen großteils gut unter Kontrolle zu halten. Die Ursachen für Übelkeit sind höchst vielfältig und reichen von Hirndruck, zum Beispiel verursacht durch einen Tumor oder Metastasen im Gehirn, bis hin zu Übelkeit durch einen Darmverschluss oder verschiedene Medikamente. Dadurch, dass die Ursachen so vielfältig sind, gibt es auch eine große Zahl von Medikamenten, die zum Teil an ganz unterschiedlichen Rezeptoren und Stoffwechselwegen ansetzen. Insgesamt ist das Ganze dadurch noch weiter verkompliziert, dass verschiedene übergeordnete Zentren im Gehirn beteiligt sind, was man unter anderem auch daran merkt, dass unterschiedlichste Begleitreaktionen im Körper auftreten können wie starkes Schwitzen, Speichelfluss oder eine erhöhte Pulsfrequenz.

Was kann man gegen Übelkeit tun?

Zunächst gibt es die nicht medikamentösen Möglichkeiten. So kann man zum Beispiel mit Aromatherapie arbeiten. Es gibt verschiedene ätherische Öle, die übelkeitslindernd sind. Manche Patienten reagieren positiv auf Fußreflexzonenmassagen. Auch die traditionelle chinesische Medizin mit Akupressur oder Akupunktur kann hier deutlich lindernd wirken. So gibt es mittlerweile gute Studien, die eine eindeutige Linderung der Übelkeit durch die Stimulation von Akupunkturpunkten belegen. Der bekannteste Akupunktur-/Akupressurpunkt gegen Übelkeit ist der Punkt Neiguan, auch Perikard 6 genannt, auf der Unterarmbeugeseite, relativ weit unten in der Nähe des Handgelenkes, ungefähr da, wo sich die Verschlussschnalle einer Uhr befindet. Das Drücken oder die Behandlung mittels eines Lasers oder die Nadelung dieses Punktes kann sowohl bei schwangerschaftsbedingter, chemotherapiebedingter, postoperativer Übelkeit als auch bei Reiseübelkeit wirksam sein.

Diesen Punkt kann man ganz einfach stimulieren. Sie erhalten sogenannte »Sea-Bands« in jeder Apotheke zum Preis von unter zehn Euro das Paar. Das sind elastische Armbänder mit einer kleinen Plastik- oder Metallkugel, die man am Handgelenk platziert und mit denen so einen permanenten sanften Druck auf diesen Akupunkturpunkt ausüben kann. Das hilft übrigens auch wunderbar, wenn man ansonsten gesunde Kinder hat, denen nur beim Autofahren schlecht wird.

Wie schon erwähnt, gibt es nie nur körperliche Ursachen für Beschwerden, und gerade bei Übelkeit und Erbrechen spielt die Psyche eine entscheidende Rolle. Es existieren unterschiedliche Triggerfaktoren, die Übelkeit oder Erbrechen auslösen können, angefangen von bestimmten Gerüchen bis hin zur alleinigen Vorstellung: Ich muss heute wieder ins Krankenhaus zur nächsten Chemotherapie. Ich glaube, mir wird jetzt schon schlecht. Diese »Vorfreude« führt bei vielen Patienten dazu, dass sie schon Stunden, bevor sie überhaupt ins Krankenhaus müssen, zu Hause anfangen zu erbrechen. Hier können zum Teil verhaltenspsychologische Maßnahmen oder atemtherapeutische Übungen hilfreich sein, natürlich aber auch die vorbeugende oder zumindest frühzeitige Einnahme eines übelkeitslindernden Medikaments.

Neben Chemotherapien, die klassischerweise Übelkeit auslösen können und mit spezifischen Medikamenten gut unterdrückbar sind, tritt manchmal auch in der Eindosierungsphase von Morphin Übelkeit auf. In diesem Fall gibt es gute Medikamente, die genau das verhindern. Bei durch Hirndruck verursachter Übelkeit helfen oft abschwellende Medikamente, zum Beispiel Cortison-Präparate. Ein durchaus nicht ganz einfach zu behandelndes Problem stellt hingegen der Darmverschluss dar. So gibt es immer wieder Patienten, bei denen Tumormassen den Weitertransport von Nahrung im Darm blockieren und sich entweder Nahrung rückstaut oder Verdauungssäfte anhäufen, die dann zu Übelkeit und Erbrechen führen, denn wie heißt es so schön: Irgendwo muss es ja raus! Hier kann es in Ausnahmefällen sinnvoll sein, eine Magensonde oder eine Bauchdeckensonde zu legen, damit der Inhalt nach außen abfließen kann, ohne dass der Patient erbrechen muss. Wir haben es aber auch schon vielfach erlebt, dass Patienten sich lieber ein- bis zweimal am Tag erbrechen, als den Fremdkörper Magensonde zu tolerieren.

Generell muss allerdings gesagt werden, dass eine nicht unerhebliche Anzahl der übelkeitslindernden Medikamente wiederum mit ordentlichen Nebenwirkungen einhergeht (Mundtrockenheit, Verstopfung, verstärkte Müdigkeit etc.), so dass beim Thema Übelkeit auch vonseiten der Ärzte ein deutlich bescheideneres Auftreten an den Tag gelegt wird als beispielsweise beim Thema Schmerz, da wir die Symptome Übelkeit und auch Erbrechen nicht immer befriedigend für die Betroffenen lindern können. Da muss man einfach ehrlich sein.

Nachts, wenn es dunkel wird. Wie man der Angst begegnen kann

Ich habe keine Angst vor dem Sterben, ich möchte bloß nicht dabei sein, wenn es passiert.

Woody Allen

Ich werde zu einem fünfundachtzigjährigen Patienten hinzugerufen, der aufgrund starker Schmerzen durch eine Krebserkrankung aus dem Pflegeheim in die Klinik verlegt wurde. Bei Ankunft auf der Station berichtet das Pflegepersonal, dass sich Werner F., wenn man bei ihm im Zimmer sei, überhaupt nicht über Schmerzen beklagen würde. Doch sobald das Personal sein Zimmer verlässt, würde er sofort wieder wegen stärksten Schmerzen die Notklingel betätigen.

Ich trete ans Bett des Patienten und stelle mich vor. Der Patient ergreift sofort meine Hand und klammert sich regelrecht an mich. Er lässt mich erst los, nachdem ich ihm versprochen habe, dass ich mir nur einen Stuhl hole, um mich etwas bequemer zu ihm ans Bett zu setzen. Danach ergreift er wieder meine Hand und beginnt zu erzählen, über das Leben, die Liebe, seine Heimat, über alles und nichts. Auf wiederholtes Nachfragen meinerseits verneint Werner F. immer wieder, dass ihn irgendwelche leidvollen körperlichen Symptome plagen würden. Hin und wieder unternehme ich schließlich den Versuch, seinen Redefluss zu unterbrechen, um das Zimmer zu verlassen. Doch jedes Mal, wenn ich Anstalten mache, aufzustehen, reißt er schreckgeweitet die Augen auf und flüstert: »Bitte gehen Sie noch nicht, noch nicht. Bitte lassen Sie mich nicht allein.« Werner F. hält meine Hand, so fest er kann. Nach knapp eineinhalb Stunden schließt er schließlich die Augen, meine Hand immer noch festhaltend, atmet noch einmal tief und seufzend ein und stirbt.

Hinterher durfte ich mir von den lieben ärztlichen Kollegen der Station anhören, dass wir Palliativmediziner wohl ein Luxusproblem hätten, nach dem Motto: »Ihr habt Zeit für die Patienten, während wir hier richtig arbeiten.«

Im Sterben erleben sowohl Patienten als auch die Angehörigen den maximalen Kontrollverlust, und schlussendlich weiß ja auch niemand, was danach kommt: Wache ich im Paradies wieder auf, oder werden meine Atome irgendwann

Bestandteil von Würmern, Käfern und Bakterien? Interessanterweise ist es so, dass die meisten Patienten angeben, dass sie zwar Angst vor dem Sterben hätten, aber nicht vor dem Tod. Das heißt, eigentlich haben sie Angst vor dem möglichen Leid, das auf sie zukommen könnte. Von daher ist es umso wichtiger, genau diese Ängste anzusprechen, denn viele Ängste lassen sich entkräften.

Wovor haben Patienten Angst jenseits körperlichen Leidens?

Ganz eindeutig Verlustangst! Der Verlust der Selbstbestimmung, die Angst davor, abhängig zu werden, ein Pflegefall, hilflos dazuliegen, sich von Fremden oder auch von vertrauten Menschen wickeln lassen zu müssen; vor hochgradig schambesetzten Situationen, diesem Ausgeliefertsein, keine Kontrolle mehr über das eigene Leben zu haben. Samuel Koch, der damals bei »Wetten, dass …« schwer verunglückte und sich einen hohen Querschnitt zuzog, hat einmal sinngemäß gesagt: »Das Schlimmste für mich war, mir von fremden Menschen die Zähne putzen zu lassen.«

Der Verlust sozialer Beziehungen! Aus Angst, etwas Falsches zu tun oder zu sagen, werden Sterbende oft gemieden. Und wenn sich dann doch alte Freunde ans Krankenhausbett trauen, bestechen sie in ihrer Hilflosigkeit mit Worthülsen wie »Wird schon wieder«, »Kopf hoch, alter Knabe«, oder »Du siehst echt schon viel besser aus«. Aber auch Sterbende isolieren sich zuweilen und möchten ihren eigenen Verfall nicht zeigen, möchten nicht, dass ihre eigenen Kinder oder Eltern sie dort so liegen sehen. Es ist immer die Angst vor Verlust; das Wissen, dass die eigene Rente eigentlich gebraucht wird, um die Rechnungen zu bezahlen; zu wissen, dass man das eigene Kind oder das Enkelkind nicht mehr aufwachsen sieht. In dieser so verletzlichen Situation hat man eine unglaubliche Angst davor, selbst verletzt zu werden, bzw. die wichtigsten Menschen um einen herum zu verletzen. Vielfach ist die Folge Sprachlosigkeit. Manchmal redet man noch übereinander, aber nicht mehr miteinander.

Natürlich gibt es Medikamente, um Ängste zu lindern. Aber das sollte immer erst der zweite Schritt sein. Es ist so viel wichtiger, diese Ängste anzusprechen, denn meistens ist das, was sich die Patienten in ihrer Phantasie ausmalen, was Sterben bedeutet, viel, viel schlimmer, als es die schlimmste Realität sein kann. Oftmals sind es nur Kleinigkeiten, die Ängste deutlich lindern können: Ein bekanntes Gesicht ist da und hält die Hand, nachts wird ein Licht angelassen, vertraute Personen, Wärme, Nähe, Geborgenheit. All das kann in hohem Maße entängstigend wirken und dann – wie gesagt, bitte erst dann, kann man in solchen Situationen auch noch angstlösende Medikamente einsetzen.

Wir betreuen Clara, ein siebenjähriges, schwerst mehrfachbehindertes Mädchen mit unserem Kinderpalliativteam zu Hause. Völlig verzweifelt berichtet die Mutter von Claras ständiger Unruhe. Sie würde die ganze Zeit hilfesuchend mit den Armen rudern und schreien. Vom Kinderarzt seien bereits Schmerzmedikamente und beruhigende Substanzen eingesetzt worden, die jedoch allesamt keinen oder nur sehr kurze Effekte gehabt hätten. Wir erfahren von der Mutter, dass Clara blind und taub ist. Die massive Unruhe bestehe seit etwa sechs Wochen, davor gab es diese Probleme überhaupt nicht. Wir erkundigen uns, ob zu dem fraglichen Zeitpunkt des Auftretens irgendein besonderes Ereignis eingetreten ist. Die Mutter berichtet uns, dass die fünf Jahre ältere Schwester, zu der Clara eine ganz enge Bindung hat, vor sechs Wochen einen schweren Autounfall erlitten hat, erst im Krankenhaus lag und seit zwei Wochen in einer Reha-Klinik sei. Wir bitten die Mutter, ein getragenes T-Shirt ihrer älteren Tochter zu organisieren – und siehe da, kaum wird das getragene T-Shirt mit dem Geruch ihrer Schwester zur Patientin ins Bett gelegt, beruhigt sie sich umgehend, ohne dass die Unruhe und Panikattacken im Verlauf noch ein weiteres Mal auftreten.

Fotos von vertrauten Menschen, vertraute Klänge, vertraute Gerüche – manchmal kann es so einfach sein, Angst zu lindern. Unser Geruchssinn ist der archaischste Sinn, den wir haben. Geruchserinnerungen sind die ersten und vor allem die intensivsten Erinnerungen, die wir überhaupt abspeichern. Wer kennt das nicht? Man läuft irgendwo durch die Stadt, und auf einmal riecht es genau wie zur Weihnachtszeit damals bei Oma, vor zwei Jahrzehnten, als so viel Schnee lag, und, und, und ... sofort durchströmen einen (hoffentlich) wohlige Erinnerungen, als wäre es gestern gewesen. Natürlich kann aber auch genau das Gegenteil passieren, wenn Sie zum Beispiel eine Zahnarztpraxis betreten.

Erschöpfung: Wenn die Batterie komplett leer ist und was man dagegen tun kann

Wir versorgten über mehrere Wochen eine Patientin, Frau R., mit einem weit fortgeschrittenen Kopf-Hals-Tumor, die immer wieder einen Herzenswunsch formulierte. Sie wollte ein letztes Mal mit ihrem Mann und den zwei Kindern nach Südfrankreich fahren und sich vom Meer verabschieden. Nach intensivster organisatorischer Vorarbeit (die Patientin hatte mittlerweile eine Schmerzpumpe, weil sie die Medikamente nicht mehr schlucken konnte; sie brauchte – weil sie betäubungsmittelpflichtige Medikamente mit sich führte – ein entsprechendes, behördlich abgestempeltes Begleitschreiben; dazu mussten für den Fall einer plötzlichen Verschlechterung auf halber Strecke sowie vor Ort Kontaktpartner gefunden werden) war es dann endlich so weit. Frau R. bekam sogar noch zwei Blutkonserven, um ein wenig fitter zu werden. Los ging die Reise ins letzte große Abenteuer!

Bei ihrer Rückkehr fragten wir sie, ob sie ihren Urlaub denn genossen hätte. Die Patientin brach in Tränen aus und erzählte uns, dass sie kaum in der Lage gewesen sei, morgens aufzustehen, dabei habe sie sich doch so viel vorgenommen. Sie zählte all die Orte auf, die sie »unten im Süden« eigentlich abklappern wollte. Vor elf Uhr sei es ihr nicht möglich gewesen, aus dem Bett zu kommen, und sie habe maximal ein bis zwei Stunden die Kraft gehabt, überhaupt etwas zu unternehmen, und das auch nur im Rollstuhl. Zwei Tage später wurde Frau R. in ein stationäres Hospiz verlegt, wo sie auch bald darauf starb.

Die Patientin hatte ein klassisches Erschöpfungssyndrom, auch Fatigue genannt. Definitionsgemäß wird hier eine Einschränkung der körperlichen und geistigen Leistungsfähigkeit beschrieben, die die Aktivitäten der Betroffenen deutlich beeinträchtigt und trotz ausreichender Ruhe und Erholung keine Besserung erfährt. Es ist das alles beherrschende Gefühl von Müdigkeit, Schwäche und Energiemangel. Dieses Erschöpfungssyndrom ist – Sie werden es schon erahnen – erneut mehrdimensional. Körperlich sind es die reduzierte Leistungsfähigkeit, die Schwäche- und Kraftlosigkeit, die extreme Müdigkeit sowie ein in Relation zur Belastung völlig inadäquates Schlaf- und Ruhebedürfnis. Die psychische Ebene umfasst Hilflosigkeit, Reizbarkeit, Traurigkeit, Angst und Antriebslosigkeit. Hinzu kommen Konzentrationsstörungen, Denkstörungen sowie Ein- und Durchschlafstörungen.

Dadurch, dass fast achtzig Prozent der Palliativpatienten in ihrer letzten Lebenszeit an diesen belastenden Symptomen leiden, ist das Erschöpfungssyndrom (Fatigue) das häufigste Syndrom am Lebensende überhaupt und wird von den Betroffenen auch als außerordentlich beeinträchtigend beschrieben. Interessanterweise wird dieser Erschöpfungszustand von den medizinischen Profis aber so gut wie nie abgefragt und ihm schon gar nicht eine solch einschränkende Bedeutung zugebilligt. Immer wieder erleben wir, dass gerade diese Erschöpfung Patienten und Angehörige extrem belastet. Da ist die Ehefrau, die ihren Mann trotz erfolgreicher Schmerzeinstellung erst dann wieder mit nach Hause nehmen möchte, wenn er etwas fitter ist. Da ist der Patient, der wiederholt nach der Aufbauspritze fragt. Gerade hier wird natürlich auch vielen Patienten deutlich, dass der Tod näher rückt, dass die Kräfte schwinden, dass die noch verbleibende Zeit sehr begrenzt ist. In brutaler Deutlichkeit signalisiert der Körper auf allen Ebenen, dass die letzten Reserven aufgebraucht sind.

Wie kann man Patienten in solchen Situationen helfen?

Zum einen ist es wichtig, diese massive Erschöpfung als Teil der voranschreitenden Erkrankung ganz klar zu benennen. Dazu gehört auch, auszusprechen, dass der nachvollziehbare Wunsch, wieder fitter zu werden, wohl nicht mehr erfüllt werden wird.

Wir versuchen, unsere Patienten darauf hinzuweisen, dass es jetzt an der Zeit ist, Wichtiges von Unwichtigem zu unterscheiden und die noch verfügbaren Kraftreserven auf die

Dinge zu richten, die die größte Bedeutung haben. Darüber hinaus gilt es, die noch vorhandenen Energiereserven zu schützen, und das bedeutet mitunter, den stolzen Familienpatriarchen doch davon zu überzeugen, sich beim vielleicht letzten gemeinsamen Familienausflug ein Stück des Weges von seiner Enkeltochter im Rollstuhl schieben zu lassen, um zumindest eine Chance zu haben, das geliebte Ausflugslokal auch tatsächlich zu erreichen.

Oftmals bietet aber gerade diese zunehmende Erschöpfung eine Chance, mit Patienten darüber zu sprechen, was es jetzt noch zu regeln gilt, da ihnen hier, mehr als bei jedem anderen Symptom, endgültig klar wird, dass die Kräfte schwinden und die Zeit immer knapper wird. In sehr eingeschränkter Form gibt es auch die Möglichkeit, mit einer medikamentösen Therapie gewisse kurzfristige Verbesserungen zu erzielen. So kann man dem einen oder anderen Patienten vielleicht doch noch die Teilnahme an der Taufe des Enkelkindes ermöglichen. Hier empfiehlt es sich unbedingt, schon im Vorfeld auszuprobieren, ob und wie der Betroffene auf diesen medikamentösen Unterstützungsversuch reagiert.

Neuropsychiatrische Symptome: »Hilfe, ich erkenne meinen eigenen Partner nicht mehr!«

Ein sehr eindrückliches Beispiel findet sich in dem Film »Halt auf freier Strecke« von Andreas Dreesen: Bei einem Familienvater mit zwei Kindern wird ein inoperabler Hirntumor festgestellt. Der Film schildert den gesamten Krankheitsverlauf ab Diagnose und sowohl den körperlichen

Verfall als auch die psychischen und psychiatrischen Veränderungen, die phasenweise zu einer deutlichen Wesensveränderung des Patienten führen. An einer Stelle des Films streift Frank, der Hauptdarsteller, auf der Suche nach der Toilette orientierungslos durch sein eigenes Haus, um dann ins Zimmer seiner Tochter zu pinkeln. Frank hat zunehmende Gedächtnislücken, verkennt Personen und Situationen, hat immer wieder heftige Stimmungsschwankungen bis hin zu aggressiven Durchbrüchen.

Insbesondere die Wesensveränderung durch Hirntumoren oder Hirnmetastasen gehören mit zu den schrecklichsten Erfahrungen für die betroffenen Familien.

Wir hatten einen zweiunddreißigjährigen Patienten mit einem Hirntumor in der Versorgung. Peter D., bis dato ein liebevoller Vater, der sich ganz reizend um seine vierjährige Tochter gekümmert hat, begann plötzlich, sie zu beschimpfen und zum Schluss sogar zu bedrohen. Aufgrund von Heißhungeranfällen (bedingt durch die Medikamente) schubste er seine Tochter sogar vom Stuhl, nahm ihren Platz ein und futterte ihr das Essen weg.

Ich selbst habe miterlebt, wie eine vierzigjährige Patientin, ebenfalls mit Hirnmetastasen, im Beisein ihres Mannes und der elfjährigen Tochter detailreich und lautstark ihre gesammelten sexuellen Erfahrungen mit verschiedenen Männern aus den letzten zwanzig Jahren proklamierte, die mit den Sätzen, an mich gewandt, endeten: »Schade, dass das mit uns zwei wohl doch nichts wird. Ich hoffe, Sie verstehen das, aber ich möchte gerne Rücksicht auf die Gefühle meines Mannes nehmen. Darf ich ihn übrigens vorstellen? Er sitzt hier neben mir.«

Zum Glück sind solch gravierende Wesensveränderungen nicht allzu häufig. Sie treten vor allem bei Patienten auf, die

Tumore oder Metastasen im vorderen Teil des Gehirns, dem Stirnhirn entwickeln. Wesentlich häufiger sind Symptome wie Unruhe, Verwirrtheit, Schlafstörungen und gelegentliche epileptische Anfälle.

Was tun bei Unruhe und Verwirrtheit?

Im Grunde genommen sind das Symptome, die wir von demenzerkrankten Patienten kennen. Hier gilt es im Idealfall eine Situation von Vertrautheit zu schaffen, mit möglichst wenig wechselnden Kontaktpersonen. Die Patienten sollten – wenn immer möglich, das heißt, wenn keine Selbst- oder Fremdgefährdung vorliegt – auch nicht fixiert werden, weil es das Gefühl der Bedrohung und damit die Unruhe und Verwirrtheit nur noch verstärkt. Man sollte unbedingt auf die Details achten, ob der Patient vielleicht eine Brille oder ein Hörgerät benötigt. Ich selbst bin ziemlich kurzsichtig und weiß sehr gut, wie ich mich fühlen würde, wenn man mir meine Brille und damit einen wertvollen Teil meiner Orientierung nehmen würde. Versuchen Sie sich einfach in die Lage des Betroffenen zu versetzen, und schon werden Sie durch kleine Änderungen viel bewirken können.

Wie bereits angedeutet, können auch epileptische Anfälle auftreten, das heißt, unkontrollierte Zuckungen der Arme und Beine, häufig auch mit Bewusstseinsverlust einhergehend, eventuell mit Zungenbissen oder Einnässen. Auch hier ist es wichtig, im Vorfeld mit den Angehörigen zu sprechen, dass bei bestimmten Patienten ein gewisses Risiko für epileptische Anfälle besteht. Sie sollten dann im Detail mit der Familie klären, was genau zu tun ist. Wie immer ist es oberstes Gebot, den Angehörigen ihre Hilflosigkeit zu nehmen und sie handlungsfähig zu machen. So gibt es leicht handhabbare Medikamente, mit denen man zum Beispiel einen Krampfanfall durchbrechen kann – ähnlich den häufig vorkommenden Fieberkrämpfen im Kindesalter. Auch hier werden die Eltern ja vom Kinderarzt geschult, was dann zu tun ist.

Leider wird auch heute noch vielen Patienten zur Bekämpfung eines Krampfanfalles eine sogenannte Rectiole mit krampfdurchbrechenden Medikamenten (zum Beispiel Valium) verschrieben. Für mich unerklärlich! Warum Medikamente rektal, also umständlich und unangenehm durch den After verabreichen, obwohl es gute Medikamente gibt, die man bequem auch in die Wangentasche schieben kann? Auch hier zitiere ich gerne wieder meinen Kollegen, der in solchen Fällen ganz treffend sagt: »Zäpfchen sind was für Arschlöcher!«

Warum einfach, wenn man daraus auch ein Drama machen kann?

Ich schildere Ihnen nun die Reaktion einer Mutter, die nach fast fünfzehn Jahren wiederkehrender epileptischer Anfälle ihres mittlerweile erwachsenen Sohnes von mir erstmals ein krampfdurchbrechendes Medikament für die Wangentasche verschrieben bekam: »Wissen Sie, was immer meine größte Sorge war? Es ist folgende Situation: Ich sitze mit Marcel im Auto, er auf dem Beifahrersitz. Wir fahren auf einer schlecht ausgebauten Autobahn oder einer Landstraße ohne vernünftigen Standstreifen, und er fängt an zu krampfen. Er wiegt ja mittlerweile achtzig Kilo, und das bedeutet, dass ich rechts ranfahren muss. Ich kann aber nicht ganz auf den Standstreifen fahren, weil ich sonst seine Tür nicht mehr aufbekomme. Notgedrungen bleibe ich mit dem Auto halb auf der rechten Fahrbahn stehen und kann von Glück reden, wenn ich beim Aussteigen nicht überfahren werde.

Dann muss ich rüberrennen, die Beifahrertür aufreißen, ihn krampfend losschnallen und irgendwie aus dem Auto ziehen, ihn dann krampfend auf den Bauch drehen, die Hose runterpfriemeln und irgendwie diese blöde Rectiole in seinen Hintern kriegen. Das andere Medikament habe ich ihm in zehn Sekunden in den Mund geschoben, und er kann dabei auf dem Beifahrersitz sitzen bleiben, ohne diesen ganzen riesengroßen Aufriss.«

Neuropsychiatrische Symptome wie Unruhe, Verwirrtheit und Schlafstörungen treten in den letzten Lebenswochen zwar häufig auf, gravierende Symptome wie die oben beschriebenen Wesensveränderungen aber zum Glück sehr, sehr viel seltener. Wenn sie aber auftreten, sind sie für alle Beteiligten unglaublich belastend. Denken Sie in diesen Situationen immer daran: Für Unruhe und epileptische Anfälle stehen uns wirksame Medikamente zur Verfügung. Niemand sollte heutzutage noch unnötig leiden müssen.

Die letzten Stunden im Leben eines Menschen. Was ich unbedingt über das Sterben wissen sollte, damit es seinen Schrecken verliert

Der Tod lächelt uns alle an.
Das Einzige, was man machen kann,
ist zurückzulächeln.
Marc Aurel

Anna ging es immer schlechter. Wir betreuten die Fünfzehnjährige schon über einen längeren Zeitraum, und sie musste bereits den zweiten Rückfall ihrer Leukämie erleiden. Es bildeten sich Tumore in der Haut und hinter dem Auge. Anna hatte immer stärkere Knochenschmerzen, in der Lunge sammelte sich Wasser. Irgendwann kam der Zeitpunkt, an dem sie zu uns sagte: »Leute, ich kann und will das so nicht mehr jeden Tag aushalten!« Sie bat darum, sie zumindest stundenweise mit starken Medikamenten ein bisschen schlafen zu lassen. Kurz bevor wir ihr das erste Mal diese Medikamente gaben, sagte sie noch: »Ich möchte mich jetzt gezielt von einigen Menschen verabschieden.« In den kommenden Tagen bestellte sie sich zu bestimmten Uhrzeiten ihre Freunde ans Bett. Zu uns sagte sie: »Ich möchte, dass ihr mich eine Stunde vorher noch einmal wach werden lasst!« Genauso machten wir es. Wie vereinbart, ließen wir Anna wach werden, und sie konnte diese Zeit mit ihren Freunden verbringen. Dann bat sie darum, bis zum nächsten Tag schlafen zu dürfen. So ging das über eine Woche: schlafen, aufwachen, sich verabschieden, wieder einschlafen.

Während dieser Zeit ging es ihr aufgrund der rasant voranschreitenden Grunderkrankung immer schlechter. Als der letzte Freund gegangen war, sah sie uns an und sagte: »So, jetzt ist es in Ordnung für mich. Meine Eltern und meine Schwester sind hier bei mir. Bitte gebt mir wieder etwas zum Schlafen, und ihr müsst mich auch nicht mehr wach machen.« Wenige Stunden später bekam Anna erste Atemaussetzer, und ihr Atem ging rasselnd. Wir haben ihr dann Buscopan gespritzt, ein Medikament, das diese Rasselgeräusche deutlich mildert. Wenige Stunde später ist sie im Beisein ihrer Familie mit ganz niedrigen Dosierungen der sedierenden Medikamente friedlich gestorben. So wie sie es sich gewünscht hatte.

Nein, ich will nicht so tun, als gelinge bei jedem Menschen ein friedliches Sterben. Unsere Erfahrungen sind aber häufig die, dass Menschen so sterben, wie sie gelebt haben. Es gibt Menschen, die ganz still und friedlich sterben. Es gibt aber auch solche, die bis zuletzt kämpfen, sich wütend gegen das Unvermeidliche stemmen, wo es auch für uns Profis mitunter schwer ist, diesen oftmals tagelangen Kampf mit auszuhalten.

Woran erkennt man, dass die letzten Tage oder Stunden gekommen sind? Oder anders gefragt: Wie stirbt man richtig?
An dieser Stelle möchte ich noch einmal vorausschicken, dass auch Profis sich immer wieder gravierend täuschen können. Es gibt gute wissenschaftliche Untersuchungen, dass auch die besten Ärzte die verbleibende Lebenszeit ihrer Patienten in der Regel um das Fünffache überschätzen!

Oftmals entwickeln Patienten eine ausgeprägte Schwäche, manchmal haben sie aber auch kurz vor dem Sterben im Sinne eines letzten Aufbäumens noch überraschend helle Momente oder besonders aktive Tage. Oft beobachtet man ein vermehrtes Schlafbedürfnis. Kein Interesse am Essen und Trinken. Ängste und innere Unruhe können zunehmen, vor allem bei Dunkelheit. Auch Verwirrtheit kann sich einstellen. Körperliche Symptome wie die Zunahme von Schmerzen oder Luftnot können ebenfalls verstärkt auftreten.

Ein häufig zu beobachtender Ablauf des Sterbevorganges ist, dass Patienten zu schwach zum Sprechen sind, nicht mehr schlucken können, ein wenig unruhig werden, zum Beispiel am Bettzeug zupfen, sich abdecken und versuchen aufzustehen. Nicht selten werden sie dann bewusstlos, zeigen aber durchaus noch Reaktionen auf Berührung oder Ansprache. Der Kreislauf wird schwächer, die Haut blasser und leicht marmoriert. Arme und Beine werden kühler, weil der Kreislauf hauptsächlich noch den Körperstamm versorgt. Die Nierenfunktion lässt nach, was bedeutet, dass wenig oder gar kein Urin mehr gebildet wird. Die Patienten sind zu schwach, um abzuhusten. Die Atmung wird rasselnd, das Atemmuster verändert sich, die Atmung wird unregelmäßig. Letztlich kommt es zum Atem- und Kreislaufstillstand.

Nicht erschrecken! Es können noch bis zu einer halben Stunde nach dem klinischen Tod, also dem Herz-Kreislauf-Atem-Stillstand, Muskelzuckungen auftreten oder auch letzte Funksignale aus dem Atemzentrum kommen, das heißt, einzelne tiefe, seufzende Atemzüge – die sogenannte Schnappatmung. Hierüber sollte man Angehörige unbedingt informieren, weil es extrem verstörend sein kann, dass Minuten nach dem eigentlichen Tod eines geliebten Menschen dieser noch einen oder mehrere tiefe Atemzüge tätigt. Angehörige, die darüber nicht informiert wurden, habe ich hier schon mehrfach völlig aufgelöst erlebt. Solche Szenen müssen nicht sein, wenn manche Ärzte etwas mehr Fingerspitzengefühl an den Tag legen würden.

Die letztendliche Feststellung des Todes ist an die sogenannten sicheren Todeszeichen geknüpft, das heißt, die Ausbildung von Totenflecken oder der Totenstarre. Erst wenn diese sicheren Zeichen vorhanden sind, darf der Arzt – auch diese Information ist wichtig – nach der Untersuchung der entkleideten Leiche (das ist eine Vorschrift!) den Tod eines Menschen feststellen.

Dies ist von daher wichtig für das Verständnis, falls ein Mensch etwa zu Hause stirbt. Ein hinzugerufener Arzt kann in so einem Fall frühestens nach zwei, eher nach vier bis sechs Stunden den sicheren Tod bescheinigen. Das bedeutet ebenfalls, dass, wenn jemand verstorben ist, es keinerlei zwingende Notwendigkeit gibt, sofort einen Arzt zu verständigen. Es mag vielleicht sonderbar klingen, aber spätestens mit dem Eintritt des Todes gibt es eigentlich keinen Grund mehr für hektische Betriebsamkeit.

Während des eigentlichen Sterbens gibt es im Prinzip nur wenige Situationen, in denen man noch medizinisch eingreifen sollte oder kann: Zum einen wäre das eine massive Unruhe, die man mit Medikamenten gut dämpfen kann, und zum anderen die bereits oben beschriebene Rasselatmung. Diese entsteht, wenn in den Bronchien weiter Sekret gebildet wird (wie permanent bei uns allen), die Atmung aber flacher wird und der Hustenreflex erlischt, so dass Bronchialsekret in den großen Luftwegen hin und her pendelt und ebendieses Geräusch verursacht. Hier ist es wichtig zu wissen, dass dies für den Betroffenen nicht quälend oder belastend ist. Für die Angehörigen ist es aber häufig schwierig, dieses Geräusch zu ertragen, weil sie das Gefühl haben, dass der geliebte Mensch, der dort liegt, unter Luftnot leidet. In diesen Situationen ist es wichtig, vor allem die Flüssigkeitszufuhr zu beenden, um die Sekretbildung zu bremsen. Wie schon erwähnt, kann man noch ein Medikament spritzen, das diese Rasselatmung dämpft.

Was gilt es in der Sterbephase sonst noch zu beachten?

Es gibt Ausnahmen, aber die meisten Menschen möchten, wenn der Sterbeprozess einsetzt, nicht alleine sein. Hier kann man sich im engsten Freundeskreis und im Familienverbund überlegen, ob man sich wechselseitig stundenweise am Sterbebett ablöst, um »Wache zu halten«. Auch sollte man sich überlegen, ob vielleicht eine religiöse Begleitung erwünscht ist. Achten Sie auf die Umgebung: Ist es im Raum eher hell oder dunkel? Gibt es belastende Geräusche oder störende Gerüche? Man kann wunderbar mit ätherischen Ölen arbeiten. Wenn die geliebte Oma zum Beispiel viel Zeit in ihrem schönen Rosengarten verbracht hat, kann man ruhig etwas Rosenöl in die Duftlampe geben. Stellen Sie sich ganz praktische Fragen, zum Beispiel, ob genügend Platz im Raum ist, damit sich enge Freunde und Verwandte dazusetzen oder -legen können.

Wesentlich ist, insbesondere in den letzten Stunden und Tagen, auf eine gute und ausreichende Mundpflege zu achten. Viele Menschen atmen vermehrt durch den Mund. Einfach immer wieder mit verschiedensten Flüssigkeiten den Mund des Patienten befeuchten. Auch sollte man überprüfen, welche Medikamente denn nun wirklich noch benötigt werden. Reden Sie mit Ihrem Arzt und stellen Sie genau diese Frage! Viele Medikamente kann man in dieser Situation getrost absetzen und sich auf die Substanzen konzentrieren, die zur Symptomkontrolle gebraucht werden. Sollte ein Patient vorher Schmerzmedikamente zum Schlucken bekommen haben, müssen diese zum Beispiel als Spritzen oder Infusionen unter die Haut gegeben oder als Pflastersysteme aufgeklebt werden. Alle relevanten Medikamente, die wir Ärzte für eine Kontrolle belastender Symptome in der Sterbephase benötigen, kann man problemlos als subkutane Injektion (wie eine Thrombose-Spritze) geben, als Nasenspray oder als selbstauflösende Tabletten für die Wangentasche.

Im Vorfeld sollte man folgende Dinge schon geklärt haben:

- Darf oder soll überhaupt ein Sterben zu Hause stattfinden?
- Wer tut was im Notfall oder im Sterbefall?
- Wer wird wann von wem informiert?
- Gibt es einen Notfallplan mit den wichtigsten Medikamenten und Dosierungen?
- Sind alle notwendigen Medikamente bereits vor Ort?
- Fühlt sich jeder Familienangehörige hinreichend sicher in der Handhabung dieser Medikamente? (Dazu kommen wir gleich ausführlicher im nächsten Punkt: »Notfälle – Was zu tun ist.)

Wenn der Tod eingetreten ist, muss irgendwann im Verlauf ein Arzt hinzugezogen werden, zum Beispiel der Hausarzt oder der zuständige Palliativmediziner. An den Wochenenden kann das auch ein diensthabender Bereitschaftsarzt sein. Hier noch einmal der Hinweis: Sollte jemand nachts um drei Uhr sterben, reicht es völlig aus, den Arzt am nächsten Morgen zu informieren. Natürlich dürfen Sie auch sofort einen Arzt rufen, wenn Sie sich unsicher fühlen oder selbst medizinischen Beistand brauchen.

Die Feststellung des Todes darf der Arzt, wie schon erwähnt, erst einige Stunden nach Eintritt des Todes vornehmen. Erst mit ausgefüllter Todesbescheinigung und Bescheinigung eines natürlichen Todes darf ein Bestattungsunternehmen einen verstorbenen Menschen mitnehmen.

Um mit einem Ammenmärchen aufzuräumen: Es gibt kein Leichengift! Im Klartext: Niemand braucht vor einem toten Menschen Angst zu haben. Auch tote Menschen dürfen angefasst und gestreichelt werden. Hier lohnt es sich ebenfalls zu wissen, dass Verstorbene, je nach Bundesland, noch zwischen 36 und 72 Stunden zu Hause verbleiben dürfen. Und ja, Verstorbene dürfen für eine Verabschiedung nach Hause gebracht werden, auch wenn sie im Krankenhaus oder in einer medizinischen Einrichtung gestorben sind, allerdings nur von einem Bestattungsunternehmen.

Noch einmal, weil es so unglaublich wichtig ist: Sobald der Tod eingetreten ist, gibt es keinen Grund mehr für Hektik. Nehmen Sie sich die Zeit, die Sie brauchen, um sich zu verabschieden und enge Freunde, Nachbarn und die Familie zu informieren. Begreifen ist wichtig. Begreifen kommt von Greifen, also Anfassen. Nehmen Sie sich die Zeit, die Sie brauchen, und lassen Sie sich von niemandem drängeln.

Notfälle: Was zu tun ist

Schmerzen

Wichtig ist hier, sowohl einen Plan für die Therapie der Dauerschmerzen zu haben als auch für die Schmerzattacken. Ich muss wissen, was zu tun ist, wenn die Schmerzen sich verändern oder schnell zunehmen.

Ich hatte bereits erwähnt, dass es durchaus notwendig sein kann, eine Schmerztherapie auch mehrfach am Tag bei sehr rasanten Krankheitsverläufen anzupassen. Entscheidend ist, dass jedem klar ist, welches Medikament in welcher Dosierung und welche Mindestabstände zwischen zwei Gaben einzuhalten sind. Wir verordnen Medikamente, auch starke Schmerzmedikamente, immer so, dass die von uns gewählten Dosierungen nicht zum Tode des Patienten führen werden und dass Angehörige selbstverständlich diese Medikamente genauso, wie sie im Notfallplan vermerkt sind, auch verabreichen dürfen.

Mittlerweile wissen Sie, dass es schnell wirksame Schmerzmedikamente gibt, die man über die Nase oder in Form von selbstauflösenden Tabletten über die Wangentasche verabreichen kann. Es ist aber durchaus möglich, zum Beispiel über eine liegende Kanüle mit einem kleinen Schlauch in festgelegten Abständen zuvor aufgezogene Spritzen mit Morphin durch Angehörige verabreichen zu lassen.

Atemnot

Bei Atemnot gilt im Grunde genommen das gleiche Behandlungsregime wie bei Schmerzattacken. Es sind ja die gleichen Medikamente wirksam. Hier sollten natürlich ebenso präzise Dosierungen und einzuhaltende Zeitabstände angegeben werden.

Epileptische Anfälle

Auch hier sollte genau vermerkt sein, welches Medikament einzunehmen ist, wie es zu verabreichen ist (in der Regel über die Wangentasche), wie lange man warten darf, bis das Medikament gewirkt haben muss, und wann möglicherweise eine Nachgabe erfolgen kann.

Zudem ist es wichtig, dass man nicht versucht, den Patienten festzuhalten. Räumen Sie alle Gegenstände aus dem Weg, an denen er sich während des Krampfanfalles verletzen könnte.

Blutungen

Ein weiterer möglicher Notfall sind Blutungen, insbesondere aus Kopf-Hals-Tumoren oder aus dem Magen-Darm-Trakt. Natürlich ist die Vorstellung schrecklich, dass aus einem Tumor im Hals plötzlich massiv viel Blut fließt. Es ist aber wichtig zu wissen, auch wenn es sich vielleicht auf den ersten Blick brutal anhört, dass Verbluten an sich ein recht gnädiger Tod ist. Der Betroffene wird sehr, sehr schnell müde, bewusstlos und verstirbt. Hier kann man noch schnell wirksame abschirmende Medikamente verabreichen, die als Notfallmedikamente aufgezogen und griffbereit zur Verfügung stehen sollten.

Ein Tipp: Haben Sie stets einen großen Stapel weinroter oder dunkelgrüner Saunahandtücher in der Nähe, die Sie bei Bedarf auf die Wunde legen können. Man sollte wirklich einen dicken Stapel haben, denn jeder, der schon einmal ein Glas Wein verschüttet hat, weiß, was das für eine Sauerei ist. Und wir reden hier nur von einem Viertelliter Flüssigkeit. Wenn ein Mensch tatsächlich nach außen verblutet, kann es durchaus sein, dass drei bis vier Liter zusammenkommen. Die Farbe der Handtücher ist aus folgendem Grund so wichtig: Wenn Sie einen Stapel weißer Handtücher auf die Wunde auflegen und dabei zuschauen müssen, wie diese sich immer weiter rötlich vollsaugen, dann ist dieser Anblick für Sie als Angehörigem extrem belastend. Diese Bilder sollten Sie nicht in Ihrem Gedächtnis speichern müssen.

Ebenso sollten Medikamente gegen Übelkeit oder Erbrechen zur Verfügung stehen. Damit sind Sie in der Regel bestens ausgerüstet. Ganz oft benötigt man nur wenige dieser Medikamente, manchmal sogar überhaupt keine. Trotzdem sollten sie vor Ort sein und jeder Angehörige im Umgang damit geschult worden sein.

Haben Sie immer die Telefonnummer eines Arztes griffbereit, der den Patienten und Sie kennt und den Sie jederzeit, und sei es nur zu Ihrer Absicherung und Unterstützung, anrufen können. Manchmal reicht es schon aus, zu wissen, dass Sie im Notfall nicht alleine sind.

Viertes Kapitel

Kommunikation mit lebensbegrenzend erkrankten Menschen, deren Angehörigen und beteiligten Kindern

Wahrhaftigkeit am Krankenbett – Wovor haben wir Ärzte eigentlich solche Angst?

Der alte Arzt spricht Latein,
der moderne Englisch,
der gute mit dem Patienten.
Verfasser unbekannt

Im Umgang mit lebensbegrenzend erkrankten Menschen ist es unabdingbar, sich auch mit dem eigenen möglichen Tod, dem eigenen Sterben auseinanderzusetzen. Wenn mir das Thema selbst unangenehm ist, wenn ich Angst davor habe, wenn ich mich damit auch in meiner professionellen Rolle als Arzt überfordert fühle, wie soll ich dann für Betroffene oder Angehörige hilfreich sein? Allerdings fordert die Bereitschaft, sich mit der eigenen Endlichkeit auseinanderzusetzen, einiges von einem ab.

Zu Beginn meiner Ausbildung als Palliativmediziner habe ich ein dreitägiges Sterbeseminar in einem Kloster besucht. Idyllisch gelegen, ohne Handy-Empfang, war man ein Stück weit sich selbst und damit seinen eigenen Gedanken ausgeliefert. Den Teilnehmern wurde folgende Aufgabe gestellt:

»Stellen Sie sich vor, Sie haben von jetzt an nur noch vierundzwanzig Stunden zu leben. Wie geht es Ihnen mit dieser Vorstellung? Was denken Sie? Was fühlen Sie? Und wem möchten Sie jetzt gerne noch etwas mitteilen?« Auch wenn es völlig klar war, dass es sich nur um eine Übungsaufgabe handelte, so traf es die meisten Seminarteilnehmer doch bis ins Mark. Wir sollten uns dann auf dem Klostergelände einen Platz suchen, uns einige Stunden alleine mit diesen Fragen beschäftigen und einen wertschätzenden Brief an uns selbst verfassen. Hier sollten wir alles reinschreiben, was wir an uns selbst mögen und was andere vielleicht vermissen würden, wenn wir nicht mehr da wären. Ich kann mich an wenige Situationen in meinem Leben erinnern, in denen ich eine derart emotionale Achterbahnfahrt durchgemacht habe. Als wir uns am Abend wieder im Seminarraum trafen, waren die meisten ziemlich verstört, viele sogar völlig verheult. Trotz der Tatsache, dass wir alle ganz genau wussten, dass es sich lediglich um eine Übung handelte, hat mich diese »überraschende« Erkenntnis – Ja, auch ich bin sterblich – und – Ja, theoretisch kann morgen alles vorbei sein – nachhaltig berührt und auch meine Gesprächsführung mit Patienten und Angehörigen bis zum heutigen Tage verändert.

Wenn man die Chance bekommt, zumindest zu erahnen, wie das ist, dem Tod ins Auge zu blicken, dann wird man eventuell auch ein wenig behutsamer im Umgang mit den Patienten, die einem anvertraut werden. Es wird klar, dass man Patienten und Angehörige ohne tiefe eigene emotionale Beteiligung eigentlich gar nicht richtig begleiten kann. Es wird einem aber auch klar, dass es unmöglich ist, bei jedem Patienten ein bisschen mitzusterben. Und genau das ist es, was wir als Profis lernen müssen: Emotional ganz dicht dran sein, mitschwingen und gleichzeitig so viel Selbstachtsamkeit zu haben, dass man dabei auch seelisch gesund bleibt – ein Balanceakt, der leider noch zu selten gelingt!

Es gibt ein paar wesentliche Dinge, die man als Arzt in Gesprächen mit Patienten und Angehörigen bedenken und beachten sollte:

Sterbende sind Lebende!

Ich weiß, es ist kaum zu glauben, aber Menschen, die sterben, sind noch am Leben! Daher sehe ich mich auch als Lebensbegleiter, als Spezialist für Lebensqualität. Natürlich geht es auch ums Sterben, natürlich darf auch darüber gesprochen werden und selbstverständlich sollte ich als Arzt einem Gespräch über das Sterben und den Tod nicht ausweichen, wenn der Betroffene darüber reden möchte. Unsere Patienten und deren Angehörige sollen sich bei uns aber auch sicher und gut aufgehoben fühlen und nicht die Angst haben müssen, dass jedes Mal, wenn die Tür aufgeht, wieder jemand kommt, der einem ein lästiges Sterbegespräch reindrücken will. Patienten und Angehörige wollen sich mitteilen, sie wollen über ihr Lebenswerk berichten, was gut und was schlecht gelaufen ist, und sie wollen über Dinge reden, die vielleicht noch unerledigt sind. Es ist eine Form der Würdigung eines Menschen, ihm diesen Raum zu geben. Gerade diese Lebensbegleitung sehe ich als eine unserer vornehmlichsten Pflichten an.

Wenn es ans Sterben geht, ist Bescheidenheit angesagt

Natürlich sind wir emphatisch und versuchen, Gedanken und Gefühlslagen von Patienten zu erkennen und zu verstehen. Aber es gibt Grenzen. Aussagen wie »Ich verstehe Sie« oder »Ich kann nachfühlen, wie es Ihnen geht« können für

Patienten sehr verletzend sein. Stellen Sie sich selbst einmal folgende Situation vor: Sie liegen elendig und völlig entkräftet in Ihrem Krankenbett und wissen, dass Sie vielleicht nur noch wenige Tage zu leben haben. Dann kommt ein braungebrannter, gut gelaunter Arzt zu Ihnen ans Sterbebett, der vielleicht bis vorgestern noch im Sommerurlaub war. Und ausgerechnet der soll nachfühlen können, wie es Ihnen in diesem Augenblick geht?

Dies ist auch eine Botschaft an oftmals überforderte Familienangehörige oder Freunde, die nicht wissen, wie sie einem Sterbenskranken begegnen sollen, die Angst davor haben, am Krankenbett zu weinen und nicht wissen, wie man in so einem Moment ein Gespräch beginnen soll. Was spricht denn eigentlich dagegen, seine Gefühle offenzulegen? Man kann doch sagen: »Wir wissen beide, was los ist! Ich weiß aber nicht, was ich sagen soll, vielleicht kannst du mir helfen? Wie soll ich mich verhalten?« Wenn man seine Hilflosigkeit offen anspricht, kann das oftmals ein sehr wirksamer Türöffner sein. Sie nehmen so den Druck von allen Seiten und schaffen Platz für ehrliche Worte, die zu wunderbaren Gesprächen führen können.

Schweigen kann etwas sehr Wertvolles sein

In diesem Bereich haben wir Ärzte ein erhebliches Manko. Die wenigsten von uns halten es aus, einfach mal ruhig zu sein, die Klappe zu halten und vielleicht auch mal eine Reaktion des Patienten abzuwarten. Typische Gespräche, auch über gravierende Diagnosen, verlaufen in der Regel so: »Frau Müller, die letzte Bildgebung hat leider erbracht, dass der Tumor jetzt auch Absiedelungen im Gehirn gebildet hat.« Dann spricht der Arzt ohne Punkt und Komma einfach weiter: »Aber selbstverständlich können wir auch hier etwas für Sie tun. Wir können bestrahlen, wir können Ihnen abschwellende Medikamente geben, wir können eine weitere Chemotherapie probieren, wir haben noch ganz, ganz viele Möglichkeiten, etwas zu machen. Ich komme dann nachher vielleicht noch einmal vorbei.«

In so einer Ausnahmesituation sollte man dem Patienten immer auch die Chance geben, sich von diesem Schlag erholen zu können. Es ist viel hilfreicher zu sagen: »Frau Müller, ich habe leider keine gute Nachrichten für Sie. Die letzte Bildgebung hat gezeigt, dass der Tumor jetzt auch ins Gehirn gestreut hat.« Sie dürfen sicher sein, dass das, was Sie da gerade gesagt haben, gesessen hat. Von diesem Volltreffer, der bei jedem Boxkampf direkt zum Knockout führen würde, muss man sich – wenn auch nur für einige Sekunden – erholen dürfen. Manchmal dauert es zehn, zwanzig oder auch dreißig Sekunden, aber irgendwann werden die meisten Patienten nachfragen: »Und was heißt das jetzt?« Dann können Sie natürlich das anbringen, was Sie sonst ungefragt direkt hinterhergeschoben hätten. Schweigen heißt nicht automatisch, dass man nicht weiterweiß; Schweigen ist eine Einladung, Schweigen bedeutet aktives Zuhören und bietet dem Patienten die Chance, das zu fragen, was für ihn wirklich wichtig ist. Bitte geben Sie ihm diese Chance.

Die Phantasie ist immer schlimmer als die Wirklichkeit

Erst kürzlich betreuten wir einen türkischen Patienten, Anfang siebzig, mit einem diffus, auch ins Gehirn gestreuten Lungenkrebs, der sowohl immer schlechter Luft bekam als auch zunehmende Wesensveränderungen zeigte. Zu allem Überfluss erlitt er zu Hause auch noch einen Krampfanfall, weswegen er wieder ins Krankenhaus gebracht wurde.

Der Patient hatte über viele Jahre seine gleichaltrige Ehefrau gepflegt, die nach einem Schlaganfall eine bleibende halbseitige Lähmung davongetragen hatte. Zudem war die Frau schwer herzkrank, und die gesamte Familie hatte nun wahnsinnige Angst, dass eine nächste emotionale Belastungssituation zu einen Herzinfarkt oder einem weiterem Schlaganfall führen würde. Die Kinder und Enkelkinder des Patienten wechselten sich Tag und Nacht am Krankenbett ab, so dass er zu keinem Zeitpunkt alleine war, doch sie weigerten sich beharrlich, während der ersten zehn Tage des Sterbeprozesses noch einmal seine Ehefrau mit ins Krankenhaus zu bringen. Die Begründung ist in solchen Fällen ja fast immer die gleiche. So auch hier: »Sie soll ihn in diesem Zustand nicht mehr erleben, wie er hier liegt, nicht mehr ansprechbar und schlecht Luft kriegend. Wir haben solche Angst, dass ihr was passiert, wenn sie ihn so hier sieht.«

Am elften Tag jedoch war die gesamte Familie fix und fertig, alle waren völlig zermürbt, weil Opa einfach nicht sterben wollte. Er war nicht mehr ansprechbar, hielt sich aber auf diesem niedrigen Niveau ausgesprochen stabil. Nach zahllosen Gesprächen mit Ärzten und Seelsorgern wurde die Ehefrau des Patienten dann doch noch ein letztes Mal zu ihm ans Krankenbett gebracht. Sie konnte sich abends in aller Ruhe von ihrem Ehemann verabschieden. Noch in derselben Nacht starb er schließlich.

Im Nachgespräch hat uns seine Frau dann erzählt, wie dankbar sie für diese Möglichkeit des Abschiednehmens war. Sie sagte: »Wissen Sie, ich habe die ganze Zeit zu Hause gesessen und mir die schlimmsten Dinge ausgemalt. Das muss ja ganz schrecklich sein, dachte ich immerzu, mein Mann muss sich doch unendlich quälen, wenn meine Familie so beharrlich versucht, mich von ihm fernzuhalten. Was hab ich für Horrorvorstellungen entwickelt, und wie erleichtert war ich, sehen zu dürfen, wie ruhig und friedlich er dann dalag. Danke, dass ich dieses echte Bild jetzt in meinem Kopf habe und nicht mehr diese schrecklichen Phantasien.«

Unvoreingenommen sein

Ganz oft werden wir Palliativmediziner von den behandlungsverantwortlichen Kollegen hinzugerufen mit mehr oder minder klaren Aufträgen: »Redet doch mal mit der Familie, dass die sich endlich trauen, den Mann mit nach Hause zu nehmen. Redet mit der Ehefrau und den Kindern, da gibt es noch gar keine Krankheitsakzeptanz, die verdrängen total.«

Ich finde, es ist wichtig, Patienten wie Angehörigen unvoreingenommen zu begegnen. Natürlich ist es hilfreich, gewisse fachliche Vorabinformationen zu haben, aber sehr oft erlebt man Situationen anders als vorher beschrieben, wenn man sich sein eigenes Bild macht. Eine Form der Offenheit und Wertschätzung ist in meinen Augen auch, sich selbst die Chance zu geben, unbelastet in ein Gespräch einzutauchen.

Verdrängung ist absolut in Ordnung

Die Funktion der Verdrängung ist ein wesentlicher Abwehrmechanismus des Menschen und kann durchaus helfen, die zum Teil übermächtige Angst in lebensbedrohlichen Krankheitssituationen einigermaßen erträglich zu gestalten. Natürlich machen wir Gesprächsangebote, aber wir zwingen keine Gespräche auf (jedenfalls sollten wir dies nie tun!). Es gibt durchaus Patienten und auch ganze Familien, da bleibt die Tür bis zum Schluss zu. Sie möchten einfach nicht, und diese Entscheidung gilt es zu respektieren. Vielfach begegnen uns die verdrängenden Patienten auch mit Zorn und Gehässigkeit und bombardieren uns mit Vorwürfen. In solchen Augenblicken lohnt es sich, immer auf die Zwischentöne zu achten und zu überlegen, wer denn tatsächlich die eigentliche Zielscheibe ist. In den meisten Fällen dienen Ärzte und Pflegekräfte nämlich nur als Ventil, die eigene Angst und Hilflosigkeit herauszulassen. Trotzdem ist es wichtig, im Einzelfall Grenzen zu setzen, und in der Regel gelingt es auch, durchdrehende Patienten zurückzupfeifen. Sagen Sie das nächste Mal doch einfach: »Herr Maier, ich verstehe ja, dass Sie eine Stinkwut haben, aber ich kann nichts für Ihre Erkrankung. Eigentlich bin ich hier, um Ihnen zu helfen, und ich bin auch gerne bereit, das auszuhalten, wenn Sie heute mal eine Saulaune haben, aber ich wäre Ihnen schon dankbar, wenn Sie's ein bisschen umformulieren und mich nicht dauernd persönlich beschimpfen.« Alleine durch die Tatsache, dass Sie den Zorn und die Vorwürfe ein Stück weit würdigen, kommt man fast immer auch wieder auf eine vernünftige Gesprächsebene zurück.

Gespräche sind immer Gespräche gegen die Angst

Sterbenskranke Menschen und deren Angehörige werden von vielen Ängsten geplagt. Es ist wichtig, darüber zu sprechen, was genau diese Angst verursacht. Ist es die Angst vor möglichen Schmerzen, vor Luftnot, vor körperlichem Leid? Ist es vielleicht die Angst davor, was nach dem Tod kommt? Natürlich können Sie nicht jedem Patienten jede Form von Angst nehmen. Vielleicht wollen sie das auch gar nicht immer, weil es gewisse Gegebenheiten gibt, in denen das schlicht unmöglich ist. Ich saß einmal am Bett eines über neunzigjährigen Patienten, der sich über mehrere Tage hinweg sichtlich abmühte und einfach nicht sterben konnte. Er erzählte mir schließlich, dass er zwei seiner Töchter, als sie noch kleine Kinder waren, missbraucht habe und dass er nun solche Angst davor habe, dafür in der Hölle zu landen. Als Arzt haben Sie jetzt verschiedene Möglichkeiten zu reagieren. Zum Beispiel könnten Sie sagen: »Ganz ehrlich, das würde ich Ihnen auch wirklich wünschen, denn genau dort gehören Sie hin!«. Sie können natürlich auch abwiegeln oder elegant das Thema wechseln. Ich verweise hier aber auch auf die Möglichkeit zu schweigen. Das ist zum Beispiel eine Situation, in der es sich wunderbar anbietet, einfach mal die Klappe zu halten.

Der Tod ist der unwiderruflichste Beziehungsverlust

Es gibt keinen radikaleren, keinen endgültigeren Beziehungsverlust als den Tod. Eine erloschen geglaubte Liebesbeziehung kann man eventuell reaktivieren und es soll ja tatsächlich Paare geben, die sich im Laufe ihres Lebens trennen und wieder versöhnen, trennen und wieder versöhnen, trennen und ... Der Tod allerdings ist nicht rückgängig zu machen, zumindest von einer Seite bricht die Beziehung jäh ab. Die Angst davor und die Bedrohung durch den Tod kann man auch durch die besten Gesprächstechniken nicht klein- oder gar wegreden. Diese Angst wird niemals völlig verschwinden.

Worte können Leben verlängern, aber auch verkürzen

Als ich mich im letzten Jahr meines Studiums befand, im sogenannten praktischen Jahr, durfte ich einem unfassbaren Aufklärungsgespräch beiwohnen: Eine knapp sechzigjährige Patientin war am Vorabend aus völligem Wohlbefinden heraus wegen zunehmender Gelbfärbung der Haut ins Krankenhaus eingeliefert worden. Die am nächsten Morgen durchgeführte Ultraschalluntersuchung des Bauches hatte eine diffuse Metastasierung der Leber bei noch unklarem

Ausgangstumor ergeben. Der Chefarzt der Abteilung hatte dem frischgebackenen Stationsarzt dann den Auftrag erteilt, die Patientin im Rahmen der Chefvisite aufzuklären. Und so rauschte das ganze Geschwader – der Chefarzt, drei Oberärzte, vier Assistenten und ich als Student – in ein Dreibettzimmer, und der Stationsarzt begann das Gespräch, den Blick auf die Akte gerichtet, die auf den Füßen der Patientin lag, mit folgenden Worten: »Frau M., wir haben bei der Ultraschalluntersuchung heute Morgen sehr viele Metastasen in Ihrer Leber gefunden, deswegen sind Sie so gelb. Sie werden schon bald daran sterben. Details kann ich Ihnen jetzt keine nennen, dafür haben wir in der Chefvisite keine Zeit. Ich komme heute Nachmittag noch einmal vorbei, falls ich die Zeit dafür habe.« Schwupps, die Akte wurde zugeklappt, und der Chefarzt der Abteilung nebst Geschwader verließ nach erfolgreich überbrachter Botschaft ohne ein weiteres Wort das Zimmer. Ich glaube, ich werde den Gesichtsausdruck dieser armen Frau wohl nie vergessen, wie sie da in ihrem Bett saß: quietschgelb und aschfahl, die Augen weit aufgerissen, in totaler Schockstarre.

◈

Wie kann man denn versuchen,
vernünftige Rahmenbedingungen für
ein Gespräch zu schaffen?

◈

Natürlich wäre es optimal, dass der Arzt und die betreuende Pflegekraft dem Patienten und einem weiteren Angehörigen gegenübersitzen. In der Realität ist das aufgrund von Zeitmangel so gut wie nie möglich – leider! Der Patient und die Angehörigen sollten persönlich mit Namen, Handschlag und Blickkontakt begrüßt werden. Das Gespräch sollte offen, ehrlich, deutlich, aber entsprechend behutsam geführt werden. Ganz wichtig: Der primäre Ansprechpartner ist immer der Betroffene, also der Patient, auch wenn das oft in der Kürze der Zeit vergessen wird. Es gibt ein Patientenrecht, das eine umfassende und wahrheitsgemäße Aufklärung fordert, wenn der Patient dies wünscht. Was wir sehr, sehr oft erleben, ist aber, dass nicht der Patient, sondern die Angehörigen aufgeklärt werden. Aus der Sicht der behandelnden Ärzte kann das mehrere Gründe haben: Da sind Ängste, Unsicherheiten, vielleicht auch eine gewisse Bequemlichkeit, denn es ist um Längen leichter, Angehörigen eine schlechte Botschaft zu übermitteln, als dem Betroffenen selbst. Wir erleben aber auch immer wieder Angehörige, die uns vor der Tür abpassen und ein persönliches Gespräch erbitten, das aber bitte nicht mit dem Patienten zusammen stattfinden soll. Auch hier muss ich noch einmal darauf hinweisen: Unser primärer Gesprächspartner ist der Patient. Wenn dieser wünscht, dass wir mit seinen Angehörigen sprechen statt mit ihm oder dass manche Angehörige einem Gespräch beiwohnen sollen, so ist das in Ordnung. Natürlich hat der Patient aber auch das Recht, auf unsere ärztliche Schweigepflicht zu bestehen und darauf, dass wir mit den Angehörigen nicht sprechen, wenn er es nicht wünscht. Zudem sollte man sich immer wieder darüber im Klaren sein, was man den Angehörigen unter Umständen für ein Päckchen auflädt. Diese sind meist selbst völlig angstbesetzt, mit der Situation total überfordert und werden jetzt Geheimnisträger und Verbündete des Arztes gegen den Patienten. Das ist eine im höchsten Maße unfaire Situation, die unbedingt vermieden werden sollte.

Ich bin ohnehin ein Gegner von jedweder Geheimniskrämerei, weil sie in aller Regel keine Probleme löst, sondern diese nur noch verstärkt. Je offener und ehrlicher man miteinander (mit allen Beteiligten) reden kann, desto weniger Missverständnisse, Misstrauen und atmosphärische Störungen bauen sich auf. Im Übrigen sind es oftmals nicht die Patienten oder die Angehörigen, die Angst vor diesen Gesprächen haben, sondern die Profis, die Ärzte, weil sie es nicht gelernt haben und sich oftmals auch selbst noch nie mit den existentiellen Fragen des Lebens auseinandergesetzt haben.

Ich werde von einer Kollegin zu einem Patienten gerufen. Vorher findet ein kurzes Gespräch mit der Stationsärztin statt, die mich über den aktuellen Stand der Erkrankung informiert. Ihr letzter Satz lautet: »Ich habe Herrn Peters Ihr Kommen angekündigt.« Kurz darauf stehe ich vor dem Patientenzimmer, klopfe an, warte drei Höflichkeitssekunden und betrete schließlich das Vierbettzimmer.

»Guten Morgen, die Herren, mein Name ist Gottschling. Ich möchte gerne zu Herrn Peters.«

Vier Augenpaare sind auf mich gerichtet. Einer der Herren fragt mich höflich: »Von welcher Abteilung kommen Sie denn?«

»Von der Palliativmedizin.«

»Aha! Dann ist der Herr Peters gerade nicht da.«

Eine durchaus interessante Information, dass der Patient gerade nicht da sein soll, denn alle vier Betten sind belegt. Ich lasse mich auf das Spielchen ein und erkläre den anwesenden Herren im Zimmer, was Palliativmedizin genau bedeutet und was ich als Spezialist für Lebensqualität alles anzubieten habe. Ich beende schließlich meinen kleinen Vortrag mit den Worten: »Ich komme morgen um elf wieder vorbei, vielleicht ist der Herr Peters dann ja da. Und bis dahin grüßen Sie ihn recht herzlich von mir.«

Oh Wunder, am nächsten Tag war Herr Peters zu der angekündigten Uhrzeit nicht nur anwesend, wir hatten sogar ein exzellentes Gespräch, und mehr noch: Zwei der drei anderen Herren fragten mich, als ich das Zimmer wieder verlassen wollte: »Und, wann kommen Sie zu uns? Wo können wir uns dafür anmelden?«

Manchmal lohnt es sich, sich auf diese Spielchen einzulassen. Hätte ich den Patienten, von dem ich natürlich vorher wusste, in welchem Bett er liegt, direkt konfrontiert, hätte er womöglich – typisch Mann! – dichtgemacht, und wir hätten nie die Chance gehabt, vernünftig miteinander in Kontakt zu treten. Indem ich ihm aber keinen Gesichtsverlust zugefügt habe und er das Gefühl erfahren durfte, dass er selbst darüber entscheidet, mit wem er wann spricht, hatten wir am nächsten Tag einen ganz ungezwungenen Start in eine gute therapeutische Beziehung.

Eigene Ängste und Fettnäpfchen im Umgang mit Sterbenskranken

Es gibt Situationen im Leben, da möchte man vor Scham im Erdboden versinken. Ich wette, Sie wissen ganz genau, wovon ich rede. Erst kürzlich bin ich einer alten Bekannten begegnet, die ich seit über fünfzehn Jahren nicht gesehen hatte. Ja, ich weiß, wir verändern uns alle mit der Zeit, aber sie hatte schon deutlich und gut sichtbar zugelegt und in meiner Überschwänglichkeit meinte ich auch den Grund dafür eindeutig zu erkennen: »Glückwunsch, wann ist es denn so weit?«

Finsterste Blicke trafen mich.

»Sven, ich bin nicht schwanger!«

Wie Sie sich denken können, dauerte unser Gespräch nach meinem peinlichen Glanzmoment nicht mehr allzu lang. In meiner medizinischen Anfangszeit sind mir in gewisser Regelmäßigkeit solche und noch viel krassere Klopse passiert und hin und wieder kommt das auch heute noch vor.

Als junger Arzt in der Kinderonkologie wurde ich von den Krankenschwestern in das Zimmer der Jungs geschickt, die abends um elf immer noch mächtig Randale machten, so dass die kleineren Patienten in den Nebenzimmern nicht zur Ruhe kamen. Also betrat ich das Zimmer und sprach ein witzig gemeintes Machtwort: »Der Nächste, der hier laut rumblökt, bekommt dreimal lebenslänglich und ein Bein ab!«

Kaum hatte der Satz meine Lippen verlassen, herrschte auf einen Schlag eine gespenstische Stille im Zimmer. Erst jetzt realisierte ich, dass einer der drei Jungs tatsächlich beinamputiert war. Er schaute mich an und sagte: »Das ist gut und schlecht zugleich. Einerseits ist lebenslänglich bei mir ziemlich kurz, blöd ist aber, dass ich dann gar kein Bein mehr habe.«

Schallendes Gelächter bei den Jungs – und ich war gerettet.

Es gibt aber auch unbedachte Bemerkungen, die zum Teil noch Jahre oder Jahrzehnte in den Betroffenen nachhallen. Ich hatte damals den dreijährigen Paul betreut, der an einer bösartigen Erkrankung des Nervensystems litt. Der Tumor hatte schon in verschiedene Organsysteme gestreut. Die einzige Chance des Jungen bestand in einer intensiven und hochaggressiven Polychemotherapie, die nach den ersten Zyklen glücklicherweise auch sehr gut anschlug. Eine der Nebenwirkungen dieser Therapie ist, dass der Hörnerv durch die Medikamente stark angegriffen wird. Es war also abzusehen, dass Paul – sollte er seine Erkrankung überleben – sehr wahrscheinlich ein Hörgerät brauchen würde. Paul überlebte, und zehn Jahre später traf ich zufällig seine Mutter wieder. Wir unterhielten uns eine Zeit lang ziemlich nett, doch dann fasste sie sich ein Herz und sagte: »Ich muss Ihnen das jetzt einfach mal sagen, das treibt mich schon seit damals um.«

Ich sah sie ganz erstaunt an und fragte: »Was denn?«

»Was Sie zu mir gesagt haben, das fand ich ganz schön hart.«

Ich konnte mich an kein bestimmtes Gesprächsdetail aus dieser Zeit erinnern und fragte nach: »Oje, was hab ich denn gesagt?«

»Sie wissen doch bestimmt noch, wie sehr ich damals mit der Chemotherapie gehadert habe und wie groß meine Angst davor war, dass sich das Hörvermögen von Paul weiter verschlechtert!«

»Und wie habe ich reagiert?«

»Sie waren irgendwann total genervt von mir und haben gesagt: Sie müssen sich für Ihr Kind schon entscheiden: Entweder tot oder taub.«

Es müssen nicht immer solch heftige Äußerungen sein, manchmal ist es einfach nur unser seltsames Verhalten, das beim Gegenüber für Kopfschütteln sorgt. Ich schildere Ihnen jetzt ein paar interessante Phänomene im Umgang mit Sterbenskranken. So erlebe ich es immer wieder, dass im Zimmer von Sterbenden nur noch geflüstert wird. Zu Recht beschweren sich dann die Kranken: »Och Leute, wieso tut ihr eigentlich alle so, als wär ich schon tot? Könnt ihr euch vielleicht auch mal ganz normal verhalten?«

In einer anderen Situation kam ich zu einem Patienten ins

Zimmer, stellte mich vor: »Guten Tag, mein Name ist Gottschling, ich komme von der Palliativmedizin.« Schlagartig wechselte der Patient die Gesichtsfarbe und wurde aschfahl. Ich versuchte, ihn zu beruhigen. »Ich glaube, Sie haben ganz falsche Vorstellungen von mir und unserer Arbeit«, sagte ich, doch der Patient unterbrach mich auf der Stelle mit den Worten: »Ich bin Oberstudiendirektor und Lateinlehrer. Ich weiß ganz genau, was Palliativmedizin bedeutet. Ich kenne den lateinischen Wortstamm.« Ich blickte ihn überrascht an, denn das Wort Palliativmedizin leitet sich vom lateinischen Wort »Pallium« – der Mantel – ab und beschreibt etwas Umhüllendes, etwas Schützendes. »Das Wort kommt von Pala – die Schaufel«, erklärte der Patient weiter, und nachdem er mich noch einen Augenblick irritiert anstarrte, brach ich in schallendes Gelächter aus. Ich öffnete meinen Arztkittel und sagte: »Schauen Sie, Herr W., ich bin nicht der Sensenmann und habe auch keinen Klappspaten dabei.« Der Oberstudiendirektor fiel, nachdem ich ihn über seinen Irrtum aufgeklärt hatte, breit grinsend und sichtlich erleichtert in sein Kopfkissen zurück.

Eine pflegerische Mitarbeiterin unseres Teams wurde von Kollegen zu einem Patienten auf die Intensivstation gerufen, dem es immer schlechter ging und der sich dringend ein Gespräch mit uns wünschte. Meine Mitarbeiterin ging direkt zu ihm, der – wie es sich für eine Intensivstation gehört – natürlich an einen Monitor angeschlossen war. In diesem Fall war jedoch nur das EKG in Betrieb. Kurze Zeit später tauchte sie wieder im Stationsstützpunkt auf und sagte sichtlich ergriffen: »Der Patient ist tot.« Darauf das betreuende Personal: »Quatsch, der ist ziemlich schwerhörig. Der schläft nur tief. Du musst einfach lauter sprechen.« Daraufhin meine Mitarbeiterin: »Also, ich glaube schon, dass ich ganz gut zwischen Schlaf und Tod unterscheiden kann. Der Patient ist tot!« Die betreuende Pflegekraft schüttelte mit dem Kopf und deutete auf den zentralen Monitor im Stützpunkt: »Kann gar nicht sein! Guck dir das mal an, da ist ein eindeutiges EKG-Signal.« Letztlich ließ sie sich dann doch davon überzeugen, mit zum Patienten zu gehen, der tatsächlich tot war. Die Ursache für das sichtbare EKG-Signal war der Herzschrittmacher des Patienten, der weiterhin, wie ein Metronom, den Takt vorgab und die entsprechenden Zacken auf dem Monitor produzierte.

Eine andere Mitarbeiterin berichtete mir von einer ähnlich skurrilen Situation. Sie stand im Zimmer eines im Sterben liegenden Patienten. Die gesamte Familie war um ihn herum versammelt, er atmete schon seit geraumer Zeit nur noch sehr flach, dann tat er einen tiefen Seufzer und bewegte sich nicht mehr. Die Ehefrau fing laut an zu weinen: »O nein, er ist tot, er ist tot.« Daraufhin schreckte der Patient auf, setzte sich im Bett auf, schaute seine Frau an und sagte: »Ach Gott, wer denn, mein Schatz?«

Etwas Ähnliches habe ich mit einer elfjährigen Patientin erlebt. Auch sie lag sterbend in ihrem Pflegebett. Die Mutter hatte hektisch ihre Geschwister, Großeltern, Patentanten und Patenonkel angerufen, damit sie sich noch verabschieden konnten, denn das Mädchen reagierte bereits seit Stunden nicht mehr auf Ansprache und atmete immer unregelmäßiger. Kurz darauf standen fast zehn Personen rund um Annas Bett, und die meisten weinten und schnäuzten immer wieder kräftig in ihre Taschentücher. Plötzlich regte sich Anna noch einmal, schlug die Augen auf, schaute ziemlich irritiert in die vielen schluchzenden Gesichter um sie herum, blickte letztlich zu ihrer Mutter und fragte dann: »Ist was passiert?«

Auch der Tod und das Sterben schützen uns nicht vor Fettnäpfchen und skurrilen Situationen. Ich habe mit den Jahren gelernt, deutlich behutsamer vorzugehen, wesentlich bescheidener aufzutreten und auch meine Worte in sensiblen Augenblicken etwas sorgsamer zu wählen. Trotzdem: Wir sind alle nur Menschen. Menschen machen Fehler. Und Menschen passieren Ungeschicklichkeiten. Auch das gehört zum Leben.

Über das Sterben reden: Wenn Kinder dem Tod begegnen

Mutter zu Sohn: »Max, wir haben Oma verloren.«
Sohn zu Mutter: »Okay, dann gehen wir sie eben suchen.«

Sterben, Tod und Trauer zählen zu den letzten großen Tabuthemen, auch unter Erwachsenen. Wie aber gehen Kinder damit um? Wie erfahren und verarbeiten sie selbst das Sterben und den Tod? Und wie begegnet man ihnen kindgerecht?

»Reden ... immer wieder reden darüber, so übst du ein wenig das Sterben«, heißt es in dem bekannten Kinderbuch »Der alte Mann und der Bär« von Janosch.

Früher war nicht alles besser. Jedoch hatte die Generation meiner Großeltern noch einen viel natürlicheren Bezug zu diesen Themen. Für Kinder, die vor achtzig Jahren geboren wurden, waren Sterben und Tod vertraute Begleiter. Die Mutter starb im Kindbett bei der Geburt des siebten Kindes. Der Opa starb hochbetagt zu Hause und wurde noch für zwei Tage im Wohnzimmer aufgebahrt. Es war völlig normal, dass die Kinder um den toten Opa herum Fangen gespielt haben und beim Versteckspielen auch mal unter den Sarg gekrochen sind. Kinder durften Sterben, Tod und Trauer im Kreise der Familie erleben. Sie waren hautnah dabei und konnten so das Erlebte aktiv verarbeiten.

Heute sterben mehr als siebzig Prozent aller Menschen im Krankenhaus oder in Pflegeeinrichtungen. Das Sterben, der Tod und die Trauer als wesentliche zum Leben zugehörige Erfahrungen werden nicht mehr erlebt und zunehmend tabuisiert. Damit wird natürlich auch Kindern diese wichtige Erfahrung entzogen. Dieser »unschöne« Teil unseres Lebens passt nicht mehr in den aktuellen Lifestyle, wo alles nur noch bunt, jung und sexy zu sein hat. Selbst die Medien verfallen oft dieser künstlich erschaffenen Illusion, weil sie glauben, ihr Publikum zu verschrecken, wenn sie zu oft über die Realität des Sterbens berichten, weil es ja »so ein trauriges Thema« sei. Wir haben Angst vor dem Unbekannten, vor dem, was wir nicht kennen, und anstatt es verstehen zu wollen, schieben wir es lieber weit von uns weg und tun so, als gäbe es all das gar nicht. Als würden nur die anderen sterben. Und dann passiert es plötzlich. Ein geliebter Mensch stirbt, und keiner weiß so recht damit umzugehen. In puncto Trauer sind unsere Kinder dann oft mehrfache Verlierer. Sie verlieren eine vertraute Bezugsperson, werden meist nicht in die Trauerprozesse der Familie eingebunden, werden nicht adäquat informiert, und oft verlieren sie auch noch über lange Zeit die Zuwendung anderer wichtiger Familienmitglieder, da diese mit ihrer eigenen Trauer beschäftigt und selbst überfordert sind.

Todesverständnis – Todeskonzepte von Kindern

In »Anja, Bine und der Totengräber«, einem Film über Kindertrauer, stehen zwei Mädchen vor dem Grab eines Soldaten und lesen die Inschrift. Dann dreht sich das eine Mädchen zu ihrer Freundin um und sagt: »Du, bin auch schon mal gefallen, aber noch nie so schlimm.«

Wir haben es völlig verlernt, über Tod und Sterben direkt und deutlich zu sprechen. Wir benutzen Umschreibungen wie »er ist dahingeschieden«, »er hat die letzte Reise angetreten«, »Opa ist heimgegangen«, »sie hat uns verlassen« oder »sie ist sanft entschlafen«. Es werden aber auch wesentlich rustikalere Begriffe verwendet wie »den Löffel abgeben«, »die Radieschen von unten ansehen«, »verrecken«, »abkratzen«, »abnippeln«.

Wir sind jedoch nicht die Einzigen, die sich in Umschreibungen flüchten. So gibt es zum Beispiel im angloamerikanischen Sprachraum den oft verwendeten Begriff »pushing daisys«, was so viel heißt wie »die Gänseblümchen von unten rausdrücken«. Alleine in der aktuellen Version des Dudens finden sich an die hundert zum Teil sehr phantasievolle Umschreibungen für Sterben und Tod. Wichtig ist hier zu wissen, dass insbesondere jüngere Kinder diese Formulierungen wörtlich nehmen. Sie können mit den vermeidenden, umschreibenden Formulierungen der Erwachsenen wenig bis gar nichts anfangen.

Synonyme für Sterben

Aufhören zu leben, aus unsrer / eurer Mitte gerissen werden, sein Leben beschließen, sein Leben verlieren, umkommen; (gehoben) dahinsterben, den Weg allen Fleisches gehen, entschlafen, hingehen, ins Grab sinken, seinen letzten Seufzer tun, verscheiden, versterben, vom Tode ereilt werden, von der Erde scheiden, vor Gottes Richterstuhl treten; (umgangssprachlich) abtreten; (salopp) abfahren, abschnappen, abtanzen, den Löffel abgeben / wegwerfen / wegschmeißen, [einen] Abgang machen, einen Flachmann bauen, hopsgehen, ins Gras beißen, über die Wupper gehen; (derb) abkratzen, den Arsch zukneifen, einen kalten Arsch kriegen, kapores gehen, krepieren, verrecken; (verhüllend) die Augen für immer schließen, die Augen zumachen, einschlafen, einschlummern, für immer von jemandem gehen, seine letzte Reise antreten, über den Jordan gehen; (gehoben verhüllend) abberufen werden, abscheiden, aus der Welt gehen / scheiden, dahingehen, dahinscheiden, davongehen, den / seinen Geist aushauchen, die ewige Ruhe finden, entschlummern, heimgehen, hinscheiden, hinübergehen, hinüberschlummern, in den ewigen Frieden / in das Reich des Todes / in die Ewigkeit / ins ewige Leben eingehen, sein Dasein vollenden, sein Leben / die Seele aushauchen, sein Leben vollenden, vom Schauplatz / von der Bühne des Lebens abtreten, zu Staub werden; (bildungssprachlich verhüllend) in das Reich der Schatten hinabsteigen; (umgangssprachlich verhüllend) bei Petrus anklopfen, sich davonmachen, den letzten Schnaufer tun; (verhüllend ironisch) in die ewigen Jagdgründe eingehen; (familiär scherzhaft) Sterbchen machen; (umgangssprachlich, besonders norddeutsch) totgehen; (norddeutsch, besonders berlinisch salopp) abnibbeln; (landschaftlich salopp) himmeln; (landschaftlich derb) abschrammen, abstinken; (besonders bayerisch) aufs Totenbrett kommen; (gehoben veraltet) ableben; (scherzhaft, sonst gehoben veraltet) sich zu den Vätern versammeln / zu seinen Vätern versammelt werden; (salopp oder ironisch, sonst gehoben veraltet) in die / zur Grube fahren; (ironisch, sonst veraltet) den / seinen Geist aufgeben; (veraltet) mit dem Tod abgehen; (gehoben veraltet) dahinfahren, verbleichen; (dichterisch veraltet) erblassen, erbleichen; (veraltet verhüllend) das Zeitliche segnen, hinfahren, zur großen Armee abberufen werden.

So stirbt man standesgemäß

Der Gärtner beißt ins Gras
Der Maurer springt von der Schippe
Der Koch gibt den Löffel ab
Der Turner verreckt
Den Elektriker trifft der Schlag
Der Pfarrer segnet das Zeitliche
Der Spachtelfabrikant kratzt ab
Der Schaffner liegt in den letzten Zügen
Der Beamte entschläft sanft
Der Religiöse muss dran glauben
Der Zahnarzt hinterlässt eine schmerzliche Lücke
Die Ballerina macht die Grätsche
Der Gemüsehändler schaut sich die Radieschen von unten an
Der Fechter springt über die Klinge
Der Hausmeister kehrt nie wieder
Der Bergmann fährt in die Grube
Der Anwalt steht vor dem jüngsten Gericht
Der Autohändler kommt unter die Räder
Der Kfz-Mechaniker schmiert ab
Der Depressive tut seinen letzten Seufzer
Der Förster geht in die ewigen Jagdgründe ein
Der Gynäkologe scheidet dahin
Der Schornsteinfeger erbleicht
Der Intellektuelle gibt den Geist auf
Der Rabbi geht über den Jordan
Der Optiker schließt für immer die Augen
Der Tenor hört die Englein singen
Der Spanner ist weg vom Fenster
Der Illustrator ist vom Tod gezeichnet
Die Putzfrau hat's erwischt
Den Gerichtsvollzieher hat der Kuckuck geholt
Der Fußballer kommt unter den Rasen
Der Pornostar kommt nie wieder
Der Historiker ist Geschichte
Der Vogelkundler macht die Flatter
Der Metzger geht den Weg allen Fleisches
Der Weitspringer geht hops
Und zu guter Letzt nippelt die Stripperin ab

Wann kann man von einem realistischen Todeskonzept sprechen?

Erst mit dem Alter entwickelt sich auch ein realistisches Todeskonzept. Das Wissen über Sterben und Tod ist nicht angeboren. Es ist abhängig von Erlebtem, Erlerntem und den jeweiligen Verarbeitungsmöglichkeiten des Kindes. Zudem unterliegt es natürlich altersabhängigen Reifungsprozessen. Hinzu kommt, dass die individuellen Vorstellungen des Kindes über das Sterben und den Tod natürlich genauso unterschiedlich sind wie die Kinder selbst.

Wir können erst dann von einem realistischen Todeskonzept sprechen, wenn folgende Kriterien des Todes verstanden werden:

- **Kriterium 1: die Nonfunktionalität**
  Ein toter Mensch schläft nicht, sondern das Herz schlägt nicht mehr, er atmet nicht mehr, und die Hirnfunktionen sind erloschen.
- **Kriterium 2: die Irreversibilität**
  Es ist unumkehrbar. Dieser Zustand kann nicht rückgängig gemacht werden.
- **Kriterium 3: die Kausalität**
  Es ist klar nachvollziehbar (der Grund ist bekannt), warum jemand an einer bestimmten Krankheit wie Krebs oder durch einen Unfall verstorben ist.
- **Kriterium 4: die Universalität**
  Jedes Lebewesen kann und wird eines Tages sterben.

Diesem Todesverständnis nähern sich Kinder erst nach und nach an. Basierend auf Untersuchungen des Schweizer Psychologen und Philosophen Jean Piaget und Marie Nagy gibt es, abhängig vom Alter, verschiedene Todeskonzepte bei Kindern.

Kinder unter drei Jahren: Tod heißt, nicht da zu sein Für Kinder unter drei Jahren ist der Tod nicht begreifbar, er ist gleichbedeutend mit Abwesenheit auf Zeit. Die Endgültigkeit kann noch nicht erfasst werden. Natürlich realisieren die Kinder die mit dem Tod eines geliebten Menschen verbundenen Veränderungen und sie reagieren darauf, beispielsweise mit Verhaltensänderungen im Hinblick auf Schlaf- und/oder Essgewohnheiten. Auch Angst, Wut und Frustration kommen vor. Warten und Suchen sind weitere typische Verhaltensmuster, da die Kinder in diesem Alter nicht unterscheiden können, ob die Mutter nicht zu Hause ist, weil sie noch arbeitet oder weil sie verstorben ist. Das sind überaus wichtige Informationen, damit man als Elternteil nicht verzweifelt, wenn das kleine Kind abends, wenn es dunkel wird, immer wieder zur Haustür läuft, denn in seinem Verständnis muss das Auto der Mama ja irgendwann kommen. Es kann auch vorkommen, dass das Kind morgens nach dem Aufstehen immer wieder unter die Bettdecke guckt, ob die verstorbene Mama nicht doch darunterliegt.

Kinder zwischen drei und sechs Jahren: Der Tod als vorübergehender Zustand In diesem Alter entwickeln Kinder bereits erste vage Vorstellungen vom Tod, allerdings ist der Tod für sie immer noch ein vorübergehender Zustand. Er wird mit Begriffen wie Dunkelheit und Bewegungslosigkeit assoziiert. Ganz wichtig ist hier, dass der Tod immer der Tod anderer ist. Der Bezug zur eigenen Person ist in der Regel noch nicht herstellbar. Dies erklärt unter anderem, warum sich Kinder in diesem Alter oft recht unbefangen und sehr interessiert mit diesem Thema beschäftigen und zu erforschen versuchen. Andererseits ist die Verwirrung und Verstörung bei konkret erlebten, schweren Verlusten oft sehr groß.

Nicht selten kommt es bei diesen Kindern zu Rückschritten, sowohl im Verhalten als auch im Hinblick auf Sprache und/oder in Bezug auf die Kontrolle bereits erlernter Körperfunktionen. So kann es sein, dass ein bis dahin trockenes Kind wieder einnässt.

Kinder zwischen sechs und neun Jahren: der Tod als Bestrafung Schulkinder erfassen allmählich die Endgültigkeit des Todes, jedoch fehlt weiterhin ein konstantes Begreifen. Der Tod wird oftmals personifiziert (Skelett oder Sensenmann) und wird häufig auch als Bestrafung empfunden. Dies ist im Wesentlichen sicherlich der christlichen Sozialisation zuzuschreiben. Auch werden erstmals Bezüge zur eigenen Person hergestellt. Typische Reaktionsmuster bestehen aus Verlust- und Trennungsängsten sowie einer Vermischung von Realität und Phantasie. Darüber hinaus zeigen Kinder in diesem Alter ein deutlich ausgeprägtes Interesse am Tod und eine gewisse Faszination für das Thema.

Kinder zwischen zehn und vierzehn Jahren: das Todeskonzept reift In der Pubertät beginnt sich nun zunehmend ein realistisches Todeskonzept zu entwickeln. Die Kinder verstehen, dass der Tod etwas Abschließendes, etwas Endgültiges ist. Hier taucht dann auch die Sinnfrage zum ersten Mal auf: Welchen Sinn hat das eigene Leben? Gibt es ein Leben nach dem Tod und wenn ja, wie sieht es aus? Nicht selten entwickeln Kinder in diesem Alter bei schweren Verlusten sogenannte Somatisierungsstörungen, das heißt, sie bekommen zum Beispiel Kopf- oder Bauchschmerzen, weil sich die Trauer und der Verlust oftmals einen körperlichen Weg als Ausdrucksform suchen.

Trauerarbeit mit dem Kind Trauer betrifft jeden, der Sterben und Tod erlebt. Je nachdem, wie eng die Bindung zur verstorbenen Person war, begleitet die Trauer einen für den Rest seines Lebens. Um mit der aktuellen Traurigkeit umgehen, weitergehen und weiterleben zu können, benötigt jeder Mensch Hilfe, insbesondere aber Kinder. Hier ist es elementar wichtig zu verstehen, dass Kinder völlig anders trauern als Erwachsene, und in der Regel tun sie dies auf eine in meinen Augen viel gesündere Weise. Kinder schaffen es nämlich, in ihrer erfrischenden und sprunghaften Art, immer wieder kleine Trauerinseln einzubauen und auch Anknüpfungspunkte für schöne Dinge zu finden. Ebenso wie die Vorstellung von Sterben und Tod ist der Trauerprozess alters-, entwicklungs- und erfahrungsabhängig. Erwachsene, die ein Kind bei der Bewältigung einer Todeserfahrung unterstützen, sollten dies unbedingt berücksichtigen. Hier ist es von entscheidender Wichtigkeit, Kinder altersgerecht in ihrer Trauer zu begleiten.

Adäquate Trauerbegleitung

Die Trauer Erwachsener wird
oft mit dem Waten durch einen
Fluss verglichen, dessen Ufer nicht
zu erkennen ist. Kinder stolpern
in Pfützen der Trauer hinein und
springen wieder weiter.
Christine Fleck-Bohaumilitzky

Kinder unter drei Jahren Kinder unter drei Jahren können ihre Gefühle oftmals nicht klar ausdrücken. Ihr Grundbedürfnis nach Sicherheit und Nähe wird durch einen schweren Verlust in vielfältiger Weise bedroht. Nähe und Körperlichkeit anzubieten und zuzulassen, ist ganz wesentlich. In der Umarmung spüren die Kinder sowohl die Trauerreaktion des anderen, aber auch die Zuwendung. Auch familiäre Gewohnheiten und Rituale geben den trauernden Kindern Halt. Gerade in einer Zeit von Verlust und emotionaler Verunsicherung ist es wichtig, häusliche Abläufe nicht zu radikal zu verändern. Nicht zuletzt bedeutet das, die räumliche Umgebung noch für eine Zeit beizubehalten. So sollte zum Beispiel das Zimmer eines verstorbenen Geschwisterkindes nicht unmittelbar nach seinem Tod ausgeräumt werden. Es ist normal, dass Kleinkinder wiederholt nach einem Verstorbenen fragen, etwa so, als sei er nur für ein paar Tage verreist. Dies kann für Erwachsene extrem irritierend sein, bedarf aber wiederholt einer geduldigen und ernsthaften Antwort, auch wenn es extrem schwerfällt.

Kinder zwischen drei und sechs Jahren Die Neugierde von Kindern zwischen drei und sechs Jahren macht auch vor Sterben, Tod und Trauer nicht halt. So ist es völlig normal, dass der vor zehn Tagen im Garten beerdigte Goldhamster Hector wieder ausgebuddelt wird (der müsste sich ja mal so langsam ausgeschlafen haben). Kinder in diesem Alter werden nicht müde, fragend das Leben zu erforschen und somit auch den Tod: »Wie kommt Opa in den Himmel, wenn er doch eingebuddelt wurde?« Sie möchten ihre Umgebung begreifen, die Sorge, die Trauer, den Verlust, aber auch die Freude. Fragen sind hierzu das wichtigste Forschungsinstrument, und Kinder brauchen und verdienen Antworten auf ihre Fragen nach

Krankheit und Tod. Es ist wichtig, klar, ehrlich und in verständlicher Sprache mit den Kindern umzugehen.

Kinder zwischen sechs und neun Jahren Auch hier gilt es, offen und ehrlich über den Tod zu sprechen, aber auch eindeutig. Viele Kinder sind in diesem Alter bereits in der Lage, sich auf ihre Weise von einem sterbenden oder toten Menschen zu verabschieden. Durch einen kurzen Brief, ein selbstgemaltes Bild oder durch die aktive Beteiligung an der Begräbnisgestaltung. Es ist für sie elementar wichtig, die wahren Todesumstände zu verstehen. Gerade Kinder dieser Altersgruppe neigen dazu, Realität und Phantasie zu vermischen. Dies führt nicht selten zu Schuldgefühlen. So wird der im Zorn gebrüllte Satz »Ich wünschte, du würdest tot umfallen!«, scheinbar zur Realität. Deswegen muss man mit dem Kind unbedingt über mögliche Schuldgefühle reden und es aktiv von jeder Schuld freisprechen. Suchen Sie das Gespräch lieber einmal zu viel als zu wenig!

Kinder über zehn Jahren Ältere Kinder und Jugendliche benötigen Raum und Zeit, um allein zu sein. Man sollte ihnen keine Gespräche aufzwingen, aber bei geäußertem Gesprächsbedarf darauf eingehen. Wenn ein Gespräch gerade nicht möglich ist, sollte man unbedingt einen verbindlichen Termin vereinbaren: »Ich habe jetzt leider keine Zeit, ich muss in fünf Minuten zur Arbeit, aber heute Nachmittag um vier, wenn ich zurück nach Hause komme, verspreche ich dir, dass wir uns gemeinsam hinsetzen und in Ruhe darüber reden.« Geduld und Toleranz spielen in diesem Alter eine unheimlich wichtige Rolle. Es ist auch wesentlich, scheinbar unpassende Aktivitäten wie den Kino- oder Diskobesuch zu unterstützen. Hier treffen sie sich mit Freunden. Diese gewohnten Aktivitäten im Freundeskreis geben den Kindern Halt und Sicherheit.

Situationsgerecht offen und ehrlich handeln

Ein weniger kopflastiger und dafür unverkrampfterer Umgang mit dem Thema Tod und Sterben würde sowohl uns Erwachsenen, aber vorrangig auch den Kindern und Jugendlichen unendlich gut tun. Wie aber reagiert man auf bestimmte Fragen? Wie geht man mit bestimmten Situationen um?

»Was ist mit Opa passiert?«

»Wo ist er jetzt?«

»Warum, warum, warum?«

Hier sollte man offen und ehrlich antworten. Kinder spüren sehr genau, wenn man sie belügt, und werden kein zweites Mal fragen. Außerdem erfahren sie es früher oder später ohnehin, also haben Sie Mut zur Offenheit. Vielleicht hilft Ihnen dabei dieser nicht ganz unwesentliche Leitsatz: *Nicht alles, was wahr ist, muss gesagt werden, aber alles, was gesagt wird, muss wahr sein!* Wenn es ein Selbstmord war, dann war es kein Unfalltod. Kinder können Trauer wesentlich besser ertragen als die Isolation, die sie erfahren, wenn man versucht, sie aus den familiären Trauerprozessen auszuschließen. In aller Regel ist es gutgemeinte Hilflosigkeit. Fast immer wird das Argument vorgeschoben, dass man das Kind nur schützen wolle, doch genau das Gegenteil ist der Fall. Die vom Kind empfundene Bedrohung ist unfassbar. Versuchen Sie sich in diese Situation einmal hineinzuversetzen: Ein geliebter Mensch ist plötzlich nicht mehr da, alle um einen herum sind wesensverändert, und keiner sagt einem die Wahrheit. Die Folge ist eine weit über das ohnehin schon vorhandene Maß hinausgehende Traumatisierung der Kinder.

Kinder erwarten von uns Erwachsenen keine perfekten Antworten, aber sie erwarten Antworten und haben diese auch verdient. Dies gilt übrigens auch für typische Kinderfragen, um nur einige zu nennen:

»Warum werfen die Leute Erde auf den Sarg?«

»Friert Oma nicht im Sarg?«

»Hat Opa eine Lampe und eine Klingel im Sarg, wenn er wieder aufwacht?«

Natürlich gibt es keine klare Handlungsanleitung, welche Antworten für welches Kind passend sind. Wichtig ist nur, die Vorstellung der Kinder mit einzubeziehen und sie zum Nachdenken anzuregen:

»Was stellst du dir vor?«

»Was denkst du gerade?«

»Mich interessieren deine Gedanken, erzähl doch mal!«

Oftmals sind die Gedanken und Phantasien der Kinder überraschend originell und unheimlich tröstlich und bieten mögliche Anknüpfungspunkte für weitere Gespräche. Ich möchte Ihnen ein Beispiel aus meiner eigenen Familie nennen: Die Oma einer Kindergartenfreundin meiner jüngsten Tochter ist kürzlich verstorben. Meine Tochter war zu dem Zeitpunkt viereinhalb Jahre alt und der Tod der Oma war zwischen ihr und ihrer Kindergartenfreundin Nele tägliches Thema. Eine Woche später haben wir zu Hause im Garten ein Grillfeuer gemacht, meine Tochter stand neben mir und schaute in den Himmel, wo direkt über uns eine kleine Wolke vorbeizog. Strahlend zeigte sie mit den Händen auf sie und sagte: »Ach, wie ist das schön. Da oben auf der Wolke sitzt die Oma von Nele. Die kriegt jetzt richtig warme Füße.«

Der Tod gehört zum Leben, und alles, was in diesem Zusammenhang unbeantwortet bleibt, ist in der Regel schlimmer als jeder noch so dramatische Todesumstand. Die

Phantasien der Kinder, wenn man sie nicht adäquat mit einbezieht, können extrem bedrohlich und belastend sein, daher sind Gespräche auch für Kinder ungeheuer entlastend. Kinder spüren die Atmosphäre um sie herum und sind oftmals wesentlich sensibler als wir Erwachsene. Daher kann ich nur raten: Reden Sie über die Todesumstände, denn Kinder erfahren in der heutigen Zeit immer die Wahrheit. Man muss sich nur die Traumatisierung vorstellen, wenn man dem Kind von einem Unfalltod des Vaters erzählt und es wenig später von den Klassenkameraden vom tatsächlichen Selbstmord erfährt.

Ein Beispiel, wie schnell sich solche Informationen in der heutigen Zeit verbreiten: Auf der Kinderkrebsstation lagen Fritz und Lisa in zwei benachbarten Einzelzimmern. Die beiden kannten sich schon über Jahre und waren gut miteinander befreundet. Fritz ging es sehr schlecht, und Lisa wusste das auch. In dieser Nacht starb Fritz gegen drei Uhr. Am nächsten Morgen bin ich um acht Uhr direkt ins Zimmer von Lisa gegangen, um ihr mitzuteilen, dass ihr Freund in der vergangenen Nacht verstorben war. Ich fand sie völlig aufgelöst in ihrem Bett vor. Sie hat mir berichtet, dass die Cousine des Verstorbenen bereits um 3.30 Uhr seinen Tod bei Facebook gepostet hatte, und sie zu diesem Zeitpunkt zufällig online war.

Für ein Gespräch über den Tod gibt es keine Altersbeschränkung

Kein Kind hat es verdient, mit den Sätzen »Dafür bist du noch zu jung« oder »Das verstehst du noch nicht« abgefertigt zu werden. Jedes Kind hat das Recht zu trauern und nachzufragen. Ganz wichtig: Man darf seine Trauer auch zeigen! Trauer ist ein ganz normales Gefühl, für das man sich nicht schämen muss und das jeder Mensch in unterschiedlicher Weise ausdrückt. In der Trauer gibt es kein richtig, kein falsch. Trauernde Kinder dürfen weinen, wütend und zornig sein, aber auch schweigen und sich zurückziehen. Sie dürfen Fragen stellen. Kinder brauchen Informationen. Sie haben das Recht, kindesgerecht und umfassend informiert zu werden. Trotzdem dürfen sie lachen und fröhlich sein. Das eine schließt das andere nicht aus.

Kinder können nicht die ganze Zeit traurig und nachdenklich sein. Sie haben keine Schuld an dieser Situation, und das muss man auch ganz klar aussprechen. Wenn der Zustand eines Verstorbenen es zulässt, sollte man Kindern immer die Möglichkeit anbieten, sich persönlich zu verabschieden. Kinder spüren meist sehr genau, ob sie den Verstorbenen noch einmal sehen möchten. Es ist aber wichtig, sie darauf vorzubereiten und ihnen mit einfachen Worten zu erklären, was sie erwartet. Wie bei uns Erwachsenen auch, kann ein Verlust nur dann erfasst werden, wenn man den Verlust auch wirklich »begreift«. Wenn man sich allerdings entscheidet, dass ein Kind einen Verstorbenen nicht mehr sehen soll, dann ist dies nie mehr rückgängig zu machen!

An dieser Stelle muss man sich vielleicht ein anderes Beispiel vor Augen führen: Immer wieder gibt es Naturkatastrophen oder tragische Unglücke, bei denen Menschen nicht mehr gefunden werden. Denken Sie nur an die schlimme Tsunami-Katastrophe in Asien im Jahr 2004 oder an das verschwundene Flugzeug der malaysischen Fluggesellschaft im Jahr 2014. Für diese Angehörigen, die sich nicht persönlich von ihren geliebten Menschen verabschieden können, endet dieses Drama niemals. Das Begreifen und auch das damit verbundene Anfassen sind unglaublich wichtig. Es ist wichtig zu spüren, dass dieser Mensch verändert aussieht, dass die Haut kalt ist, dass sich der Brustkorb nicht mehr hebt und senkt. Dieses Begreifen ist für Kinder ebenso von Bedeutung wie für Erwachsene. Kein Kind ist zu jung, um einen toten Menschen zu sehen oder an einem gesellschaftlichen Ritual wie einer Beerdigung teilzunehmen. Allerdings sollten Sie darauf achten, dass, gerade bei ganz kleinen Kindern, eine Bezugsperson benannt ist, die sich intensiv um das Kind kümmert (und auch jederzeit die Beerdigung verlassen kann, wenn es dem Kind zu viel wird), wenn Sie selbst als Elternteil in ihrer berechtigten Betroffenheit in der Situation keinen Nerv haben, sich um ihr quengelndes Kind zu sorgen.

Wir wollten uns immer die Wahrheit sagen

Rolf Krenzer

Ich sollte Euch immer die Wahrheit sagen,
wenn Ihr mich nach etwas fragt.
Ich wollte Euch immer die Wahrheit sagen,
weil Ihr auch die Wahrheit sagt.
Ihr wart doch so groß und ich war so klein
und was Ihr mir sagtet, das sah ich auch ein.
Ich hab Euch geglaubt und hab Euch vertraut,
dass Ihr niemals lügt, darauf hab ich gebaut.

Ich sollte Euch immer die Wahrheit sagen,
wenn Ihr mich nach etwas fragt.
Ich wollte Euch immer die Wahrheit sagen,
weil Ihr auch die Wahrheit sagt.
Da wurd' ich so krank, Ihr machtet mir Mut.
Ihr sagtet, sei tapfer; es wird wieder gut.
Da wusst' ich nicht mehr, ob Ihr's ehrlich meint,
denn ich habe gesehn, Ihr habt heimlich geweint.

Ihr wolltet doch immer die Wahrheit sagen,
wenn man Euch nach etwas fragt.
Ihr wolltet doch immer die Wahrheit sagen,
das habt Ihr mir selber gesagt.
Ich fühl' mich so schlecht, mir tut alles weh
und ich weiß nicht, ob ich das weiter durchsteh'.
Werd ich noch gesund, ist noch Hoffnung da?
Ihr lächelt mich an und nickt und sagt Ja.

Ihr wolltet doch immer die Wahrheit sagen,
wenn man Euch nach etwas fragt.
Ihr wolltet doch immer die Wahrheit sagen,
das habt Ihr mir selber gesagt.
Was ist, wenn man stirbt, warum gerade ich?
Ihr erzählt mir vom Tod, doch schon tröstet Ihr mich.
Ich weiß, dass Ihr wisst, dass ich sterben muss,
doch Ihr tut so, als wäre nichts und gebt mir einen Kuss.

Wir wollten uns immer die Wahrheit sagen,
auch wenn's noch so weh tut.
Wir sollten uns immer die Wahrheit sagen,
denn zu lügen ist jetzt nicht gut.
Ich spüre, wie einsam und schwach Ihr seid,
Ihr lügt, weil Ihr liebt, und das tut mir so leid.
Ich hab doch nur Euch, jetzt lügt nicht zum Schluss.
Sagt mir ehrlich, wie's ist, wenn man sterben muss.

Wir wollten uns immer die Wahrheit sagen,
auch wenn's noch so weh uns tut.
Wir wollten uns immer die Wahrheit sagen,
denn zu lügen ist jetzt nicht gut.

Digitale Zombies – Der Tod im Zeitalter von Facebook & Co.

Ich muss gestehen, in puncto Nutzung der neuen Medien bin ich ein echtes Fossil. Natürlich läuft auch bei mir die meiste Korrespondenz über E-Mail, und auch ich nutze WhatsApp, um Nachrichten und Fotos zu verschicken, aber ich verweigere beharrlich die Teilnahme an irgendeinem sozialen Netzwerk – und mache mich damit gerne zum Gespött meines Umfeldes.

Natürlich bin ich mir dessen bewusst, dass ein Facebook-Account auch für einen schwerkranken Menschen eine prima Möglichkeit ist – manchmal sogar die einzige, um weiterhin mit seinem Umfeld in Kontakt zu bleiben und trotz wochen- oder monatelanger Unterbringung in einem Isolierzimmer im Krankenhaus eben nicht völlig isoliert zu sein. Aber es birgt doch auch erhebliche Risiken.

So betreuten wir kürzlich eine Anfang dreißigjährige Patientin mit metastasiertem Brustkrebs und Hirnmetastasen, von denen einige auch im Stirnhirn saßen. Gerade bei Veränderungen des Stirnhirns muss man leider immer wieder deutliche Persönlichkeitsveränderungen beobachten, was mitunter zu völliger sexueller Enthemmung führen kann. Diese Patientin hatte in ihrem Krankenzimmer deutlichst anzügliche Fotos von sich geschossen und ihre sehr intimen Selfies ohne mit der Wimper zu zucken auf Facebook gepostet.

Ich kenne Eltern, die nach dem Tod ihres Kindes extra einen Account eingerichtet haben, um fleißig Freunde und damit Kommentare und Erinnerungen für ihr totes Kind zu sammeln. Jedes Jahr sterben Hunderttausende aktive Facebook-User, und eigentlich kann es nicht mehr lange dauern, dann gibt es mehr tote als lebende Nutzer sozialer Netzwerke. Stellen Sie sich vor, Sie sind irgendwann neunzig Jahre alt, und von Ihren ursprünglichen fünfhundert Facebook-Freunden leben nur noch zwanzig.

Es gibt noch weitere Dinge, die man bedenken sollte: Wollen Sie dann wirklich, dass das Letzte, was von Ihnen im Profil für alle sichtbar bleibt, ein Bild vom Oktoberfest ist, auf dem Sie bierselig lächelnd das Beinchen heben und den Maßkrug schwingen? Sollen wirklich das Letzte, was auf Ihrer Seite zu lesen sein wird, irgendwelche dämlichen Kommentare von Menschen sein, die Sie im echten Leben vielleicht gar nicht oder nur flüchtig kannten? Ist es das, was Ihr momentan dreijähriges Kind in zehn Jahren finden soll, wenn es sich auf die Suche nach den Spuren seines Vaters macht, der im Alter von achtundzwanzig Jahren bei einem Autounfall ums Leben gekommen ist? Ich denke, dass es durchaus einen Sinn hat, dass nach dem Tod eines Menschen mit den Jahren eine gewisse Idealisierung einhergeht, bis hin zum Vergessen der schlechten Momente und unangenehmen Charaktereigenschaften.

Versuchen Sie einmal, dieses Beispiel auf eine Geburt zu übertragen. Die wenigsten Geburten sind wirklich das, was man als angenehmes, rundum schönes Erlebnis bezeichnen würde. Sie haben vielleicht sechzig Stunden in den Wehen gelegen, die Periduralanästhesie, wenn Sie denn eine bekommen haben, hat vielleicht nicht richtig gesessen, Sie haben geschrien wie am Spieß, Sie haben Ihren Mann beschimpft, und zum Schluss kam es dann auch noch zu einem Dammriss, der genäht werden musste. Gott sei Dank ist vieles von dem bereits vergessen, wenn Sie erschöpft, aber überglücklich Ihr neugeborenes Kind in den Armen halten. Und einige Wochen bis Monate später ist das im Rückblick dann auch gar nicht mehr so schlimm gewesen.

Ich denke, die Natur hat das ziemlich schlau eingerichtet, ansonsten würden sich nämlich die wenigsten Frauen dazu entschließen, diese Tortur noch einmal durchzumachen. Ganz anders wäre das, hätte jemand während der Geburt ein Video gedreht, das Sie sich in regelmäßigen Abständen anschauen würden, um die Erinnerung daran möglichst wach zu halten. Herzlich willkommen in der Ein-Kind-Familie. Wenn überhaupt!

In den USA gibt es mittlerweile einen eigenen Geschäftszweig, die sogenannten »Digital Undertaker«, die digitalen Bestatter. Hier können Sie schon zu Lebzeiten festlegen, was von Ihren Profilen erhalten werden soll und was gelöscht wird. Oder Sie können etwas Bleibendes von sich schaffen, in dem Sie Fotoalben anlegen, Tagebuch schreiben, Anekdoten erzählen, Videos aufnehmen, die posthum veröffentlicht werden. Ebenso gibt es die Möglichkeit, nach Ihrem Ableben online zu kondolieren, einen eigenen Trauerchat einzurichten und vieles, vieles mehr.

Es gibt einen eindeutigen Trend zu verzeichnen: weg vom persönlichen Kontakt, hin zum Computerkontakt. Das ist nicht ganz so dicht, da muss man sich nicht anschauen, nicht spüren, nicht riechen und man muss die Betroffenheit des anderen auch nicht so intensiv aushalten. Wenn es beginnt zu nerven, geht man einfach offline. Patient zwar tot, aber Problem gelöst! Das führt unter anderem auch dazu, dass Beerdigungen heute immer kleiner, immer privater werden. Wie oft lesen Sie in der Zeitung folgenden Satz: »Fritze Bollmann wurde im Beisein der engsten Familienmitglieder beigesetzt« oder »Von Beileidsbezeugungen am Grabe bitten wir abzusehen«. Auch die anonyme Bestattung erfährt einen erheblichen Zulauf. Viele denken sich, dann gibt es zumindest kein lästiges Grab mehr, um das man sich kümmern muss.

Und doch hat es eventuell eine wesentliche Bedeutung, einen Ort zu haben, wo auch die Gedanken an einen Verstorbenen, an die eigene Trauer Platz und Raum haben dürfen.

Es passt ein Stück weit zu unserer digitalisierten Welt, dass es zunehmend Trauerchats und Online-Friedhöfe gibt und jeder schön bequem vor dem Computer auf dem Sofa sitzt, eine Fertigpizza isst und alleine vor sich hin trauert. Ein Freund sagte vor kurzem: Die Generation, die jetzt erwachsen wird, ist vernetzter denn je, aber auch einsamer denn je.

Humor am Lebensende: Lachen bis zum letzten Atemzug

Der Humor ist eine Waffe der Seele
im Kampf um ihre Selbsterhaltung.
Ist es doch bekannt, dass der Humor
wie kaum sonst etwas im menschlichen
Dasein geeignet ist, Distanz zu
schaffen und sich über die Situation zu
stellen, wenn auch nur für Sekunden.
Viktor E. Frankl, KZ-Überlebender

Lachen ist ein äußerst hilfreiches Werkzeug, um schwierige Situationen zu meistern, zudem ist es anerkanntermaßen einer unserer wichtigsten Schutzfaktoren. In unserem Körper passiert unendlich viel, wenn wir lachen. Von unseren rund sechshundertfünfzig Muskeln werden circa achtzig aktiviert und die Atmung intensiviert sich, das heißt, wir atmen tiefer ein und verbessern so unsere Sauerstoffkapazität. Lachen ist auch anstrengend: Eine Minute Lachen entspricht ungefähr zehn Minuten Joggen! Man kann also sagen: Wenn Sie ein humorvoller Mensch sind und gerne lachen, können Sie sich sehr viel lästiges Training auf dem Laufband ersparen.

Wenn wir lachen, wird unser Schmerzempfinden gedämpft, und es kommt zur Ausschüttung von Glückshormonen, den Endorphinen, die zugleich schmerzlindernd wirken. Der Kreislauf wird aktiviert und stimuliert. Bei Bluthochdruckpatienten führt Lachen zu einer nachhaltigen Senkung des Blutdrucks. Stresshormone werden abgebaut, das Immunsystem angeregt, Muskelverspannungen gehen zurück. Wenn wir lachen, entstehen in uns positive Emotionen. Lachen lenkt uns ab. Lachen führt zu Optimismus und auch zu einer gewissen Gelassenheit. Wir fühlen uns entspannter, unsere Phantasie wird angeregt und unsere Copingstrategien werden gestärkt, das heißt, durch regelmäßiges Lachen sind wir wesentlich besser in der Lage, mit belastenden Situationen umzugehen. Lachen führt zu einer Förderung des Selbstwertgefühls und ist schlicht und ergreifend ein wichtiges Ventil, auch das Unerträgliche ertragen zu können.

◈

Auf dem Grabstein des Schriftstellers
Carl Julius Weber steht geschrieben:
»Hier liegen meine Gebeine,
ich wollte, es wären deine.«

◈

Es kommt gar nicht so selten vor, dass auch im Kontext von Beerdigungen viel und laut gelacht wird. In dieser Situation der maximalen inneren Belastung und Anspannung, bei der eigentlich absolute Ernsthaftigkeit gefordert und erwartet wird, stehen wir häufig dermaßen unter Druck, dass hier und da auch mal eine Dichtung reißt. So kann ich mich selbst noch gut daran erinnern, wie wir bei der Beerdigung meines Großvaters in der Kirche saßen und meine Oma vermeintlich ein Taschentuch aus ihrer Handtasche zog, um ihre Tränen zu trocknen. Allerdings war das in diesem Fall kein Taschentuch, sondern eine Papierunterhose, die sie auf Reisen stets dabeihatte und von der sich zufälligerweise noch eine in ihrer Handtasche befand. So saßen wir bei der Beerdigung eines geliebten Familienmitglieds und giggelten heimlich.

Ich habe einen Patienten, der mich ein- bis zweimal im Monat ambulant besucht, da ich seine Schmerztherapie steuere. Er leidet an einer metastasierten Tumorerkrankung, die aber seit fast zwei Jahren erstaunlich stabil ist. Er ist als Büttenredner immer noch sehr aktiv und jedes Mal, wenn er einen Termin bei mir hat, erzählt er mir einen neuen Witz. Bei einer unserer letzten Sitzungen begrüßte er mich hiermit: »Herr Doktor, kennen Sie den schon? Was ist der Unterschied zwischen einem Kampfhund und einem Arzt? Ganz einfach: Der Kampfhund lässt ab, wenn das Leben weicht.«

Ein anderer Patient, hochbetagt, über neunzig, ehemaliger Stationspfleger in unserem Uniklinikum und schon seit einer ganzen Weile mein Schmerzpatient, suchte mich auf, nachdem bei ihm überraschend eine metastasierte Tumorerkrankung aufgetreten war. Er sagte: »Herr Professor, ich weiß ja, dass ich starke Medikamente nehmen muss, aber ich hätt' so wahnsinnig Lust drauf, ein schönes kaltes Bier zu trinken. Meinen Sie denn, ein kleines Fläschchen geht?« Worauf ich zu ihm sagte: »Wissen Sie was, Herr Z., von meiner Seite aus dürfen Sie alles tun, worauf Sie Lust haben, Sie dürfen auch zwei Fläschchen Bier trinken, wenn Sie das glücklich macht. Ich verbiete Ihnen gar nichts. Sie dürfen es gerne noch mal so richtig krachen lassen.« Daraufhin grinste der Patient schelmisch und sagte: »Ach, wissen Sie, in meinem Alter lässt man es nicht mehr krachen, höchstens noch ein bisschen knacken.«

Schon damals, als ich noch in der Kinderonkologie war, habe ich immer gesagt: Die onkologische Station ist die mit Abstand fröhlichste in jeder Kinderklinik. Und auch für die Palliativmedizin gilt:

◈

Es gibt nicht nur noch viel zu leben,
es gibt auch noch ganz viel zu lachen.

◈

Herr S., zweiundachtzig Jahre alt, ein Playboy der alten Schule, liegt im Sterben. Immer wieder wandert er zwischen den Welten und spricht auch offen darüber. Eine junge weibliche Pflegekraft, die voller Neugierde ist, wie es »drüben« so ist, fragt ihn während eines Besuchs: »Herr S., Sie strahlen ja so. Was gibt's denn zu sehen? Wo schauen Sie hin?«

»In Ihre Augen, die sind so wunderschön.«

Dabei strahlt er sie an und zwinkert mir zu.

Ich nicke zurück.

Drei Stunden später ist er tot.

Humor, auch schwarzer und politisch vielleicht nicht immer ganz korrekter Humor, kann etwas Wunderbares sein, allerdings erfordert es immer ein hohes Maß an Einfühlungsvermögen, Verständnis und gegenseitigem Respekt. Ziel muss immer sein, miteinander zu lachen, nicht übereinander.

Fünftes Kapitel

Wo bekomme ich Hilfe?

Sterben zu Hause

Ambulante Hospizdienste

Ambulante Hospizdienste arbeiten mit ehrenamtlichen Helfern, die von hauptamtlichen Koordinatoren – in der Regel sind das palliativmedizinisch weitergebildete Pflegekräfte – eingesetzt werden. Diese ehrenamtlichen Mitarbeiter werden sehr gründlich auf ihre Motivation und Eignung überprüft und erhalten dann eine entsprechende Fortbildung, die sich unter anderem auch mit medizinischem Basiswissen in Schmerztherapie, aber auch mit pflegerischen Themen und Kommunikation beschäftigt. Medizinisches und pflegerisches Vorwissen werden hier nicht vorausgesetzt. Der Luft- und Raumfahrtingenieur ist genauso willkommen wie die ungelernte Kellnerin.

Ambulante Hospizdienste helfen mit, Versorgungsnetzwerke zu knüpfen, beraten und unterstützen die Betroffenen und ihre Familien nicht nur in der Erkrankungsphase, sondern auf Wunsch der Angehörigen auch in der Zeit danach. Oftmals bieten ambulante Hospizdienste Trauerberatung sowie Trauergruppen an, zum Beispiel in Form von Trauercafés. Die meisten ambulanten Hospizdienste geben auch regelmäßige Informationsveranstaltungen zu den Themen Sterben, Tod und Trauer. Es ist auch möglich, die Stützpunkte oder Büros für ein persönliches Gespräch aufzusuchen. In aller Regel ist es aber so, dass die hauptamtlichen Mitarbeiter den Patienten und seine Familie kennenlernen und dann gemeinsam, je nach Wunsch und Bedarf, verschiedene ehrenamtliche Mitarbeiter des Hospizes einbinden oder auch weitere Hilfen anstoßen. Eine Begleitung kann ganz unterschiedlich ausfallen. So findet sich vielleicht ein gleichaltriger, ebenfalls schachinteressierter ehrenamtlicher Hospizmitarbeiter, der regelmäßig eine Partie mit dem erkrankten Patienten spielt, während die Ehefrau die Zeit, die ihr Ehemann jetzt nicht alleine ist, nutzen kann, um zum Beispiel den dringend notwendigen Arzttermin wahrzunehmen, Besorgungen zu machen oder einfach mal für ein paar Stunden Ruhe zu haben.

In vielen Teilen Deutschlands übernehmen die hauptamtlichen Mitarbeiter der ambulanten Hospizdienste jedoch auch tatsächliche pflegerische und medizinische Aufgaben der Patientenversorgung, weil andere professionelle Hilfesysteme wie beispielsweise die SAPV (siehe nächstes Kapitel) in bestimmten Regionen noch immer nicht etabliert sind. Hier gibt es nicht wenige Pflegekräfte, die unbezahlt auch nachts ihr Handy am Bett liegen haben und in Krisensituationen zu den Patienten fahren, um durch die aktive medizinische Unterstützung zu versuchen, dass sterbenskranke Menschen, auch ihren Wünschen gemäß, bis zuletzt zu Hause sein können.

Sie merken schon: Ambulante Hospizdienste sind ein außerordentlich wichtiger Baustein in der Versorgung betroffener Familien. Trotz einer gewissen Grundfinanzierung sind ambulante Hospizdienste stets auf zusätzliche Spenden angewiesen, denn für die Betroffenen ist die Inanspruchnahme dieser Dienste kostenfrei.

Wenn man als Mitarbeiter eines Hospizdienstes seinen

Auftrag darin sieht, das Thema Tod und Sterben wieder in die gesellschaftliche Mitte zu tragen und zudem noch auf private Spender angewiesen ist, ist es natürlich nur verständlich, dass man die für diese Versorgung genutzten Fahrzeuge auch entsprechend werbewirksam etikettiert. Schließlich möchte man auf seine Arbeit aufmerksam machen und den Menschen aus der Region und Nachbarschaft zeigen, dass man existiert. Allerdings gibt es immer wieder Patienten, die allein aus diesen Gründen eine Versorgung ablehnen: »Wie sieht das denn aus, wenn dreimal in der Woche das Hospizauto direkt vor unserer Tür parkt? Dann wissen es sofort alle Nachbarn, und das Getratsche geht los. Nein danke!« Ich kann diese Gedanken absolut nachvollziehen, vor allem dann, wenn man etwas ländlicher wohnt und nicht in der anonymen Großstadt, wo kaum noch jemand seinen Nachbarn mit Namen kennt. Da Menschen nicht nur neugierig, sondern oftmals auch sehr hilfsbereit sind, kann es also durchaus passieren, dass immer wieder wohlgemeinte Ratschläge (gerne auch anonym) in Form von ausgeschnittenen Zeitschriftenartikeln im Briefkasten der Patienten landen: »Neue Krebstherapie aus Australien« – »Vitamine gegen Krebs« – »Schlagersänger XY: Wunderheilung durch Krebsdiät«. Gerade schwer kranke Menschen wünschen sich oftmals ein Stückchen Normalität zurück und wollen nicht unbedingt das Gesprächsthema Nummer eins in ihrer Straße oder dem örtlichen Sportverein sein.

Ich kann mich noch gut an einen fünfunddreißigjährigen Patienten erinnern, der der Begleitung durch einen ambulanten Hospizdienst erst dann zustimmte, nachdem ihm felsenfest versprochen wurde, dass das Auto immer mindestens zwei Querstraßen weiter parken würde. Auch ich habe eine interessante Erfahrung in diesem Bereich gemacht und kann die Sorgen der betroffenen Patienten seitdem noch besser nachvollziehen. Für einen Hausbesuch bei einem sterbenskranken Kind habe ich als Dienstfahrzeug einen mit »Kinderhospiz« beklebten Kleinwagen genutzt. Da in dem Ort Freunde von uns wohnten, bin ich auf dem Nachhauseweg noch auf einen Kaffee bei ihnen vorbeigefahren. Wie mir später von meinen Freunden berichtet wurde, war die Reaktion der Nachbarn ganz erstaunlich. Am Anfang hätten meine Freunde gar nicht verstanden, warum sich plötzlich alle so merkwürdig verhielten – im Supermarkt, beim Bäcker, im Blumenladen. Nach einigen Tagen fasste sich eine der Nachbarinnen dann ein Herz und kam zu ihnen rüber: »... wie schrecklich, das mit Ihrem Sohn ... das haben wir ja gar nicht gewusst ... die ganze Straße macht sich schon Sorgen ... wir sind alle ganz traurig ... so ein lieber Junge ... und jetzt das ... wenn Sie irgendwelche Hilfe brauchen ...«

Die Rolle der Hausärzte

Der Haus- und Familienarzt ist für die allermeisten Betroffenen immer noch der zentrale Ansprechpartner, auch in der Frage der Versorgung am Lebensende. Man muss auch ganz klar sagen, dass die meisten Patienten keinen ausgebildeten Spezialisten brauchen, der sie beim Sterben begleitet. Ging man vor einigen Jahren noch davon aus, dass circa zehn Prozent aller Sterbenden in Deutschland spezialisierte palliativmedizinische Unterstützung benötigen, so sind diese Zahlen mittlerweile jedoch deutlich nach oben korrigiert worden und liegen aktuell bei etwa fünfundzwanzig Prozent. Trotzdem kein Grund zur Beunruhigung! Fünfundsiebzig Prozent aller Menschen sind auch mit der alleinigen Unterstützung durch den Hausarzt absolut gut versorgt, auch wenn die meisten von ihnen keine spezielle Weiterbildung im Bereich der Schmerz- oder Palliativmedizin haben.

Ein zunehmendes Problem der hausärztlichen Versorgung ist aber, dass immer weniger Hausärzte wirklich Hausärzte sind, sondern reine Praxisärzte, weil sie eben nicht mehr zu ihren Patienten nach Hause kommen. Das ist zum einen dem Umstand geschuldet, dass auch Hausärzte verständlicher- und berechtigterweise irgendwann in ihren wohlverdienten Feierabend gehen wollen und Zeit mit ihrer Familie verbringen möchten, zum anderen liegt es aber auch daran, dass Hausbesuche von den Kostenträgern so unterirdisch schlecht vergütet werden, dass sie sich, wirtschaftlich betrachtet, schlicht und ergreifend nicht lohnen und fast schon als ehrenamtliche Dreingabe zu betrachten sind. Erschwerend kommt weiterhin dazu, dass die vielen, vielen superengagierten Hausärzte dann noch durch zunehmende bürokratische Hürden und einen ausufernden Dokumentationswahn ausgebremst werden. Und wenn Sie als Arzt Bewohner in Alten- oder Pflegeeinrichtungen betreuen, wird es erst richtig dubios. Alle Medikamente sind in diesen Einrichtungen personalisiert, das heißt, den jeweiligen Bewohnern zugeordnet. Was ein großes Problem werden kann.

Ein Beispiel: Die betreuende Schwester einer Heimbewohnerin meldet sich beim zuständigen Hausarzt, da ihre Patientin mit bekannter rheumatischer Erkrankung des Öfteren über starke Schmerzen klagt. Der Hausarzt, der die Patientin gut kennt, ordnet telefonisch ein Schmerzmittel an. Das nützt aber leider nichts, denn das Schmerzmittel darf erst dann verabreicht werden, wenn der Hausarzt entweder persönlich ins Heim fährt und sein Handzeichen in die Patientenakte einträgt oder eine schriftliche Handlungsanweisung verfasst und diese dem Heim zumindest als Fax zukommen lässt. Im Klartext heißt das für den Hausarzt: Wenn gerade Wochenende ist und er sich mit seiner Familie zufälligerweise auf einer Fahrradtour befindet, wenn ihn dieser Anruf erreicht, kann er sich überlegen: Breche ich die Fahrradtour ab und bekomme Stress mit meiner Familie, da dieser Ausflug schon vor Wochen geplant wurde, oder nehme ich es in Kauf, dass die Patientin noch einige Stunden weiterhin fürchterliche Schmerzen haben wird. Zwei ganz tolle Optionen!

Noch irrsinniger ist es in Einrichtungen, in denen gar keine Bedarfsmedikation vorgehalten wird. Dort muss zuerst das Rezept vorliegen. Und auch hier gibt es noch eine weitere Hürde: Nach einem jüngeren Gerichtsurteil darf der Arzt ein Rezept nicht mehr an die Apotheke faxen, das Rezept muss entweder persönlich in die Apotheke gebracht oder von einem Apothekenboten abgeholt werden. Da es nicht wenige Heime gibt, die nur mit einer bestimmten »Kooperationsapotheke« zusammenarbeiten, kann es je nach Postlauf bis zu zwei Tage dauern, bis die lindernde Schmerzmedikation, die man doch eigentlich gerne zeitnah nach dem schmerzhaften Sturz aus dem Bett dagehabt hätte, endlich eintrudelt. Ein bürokratischer Irrsinn!

Speziell bei Hausärzten herrscht oft, und zum Teil auch durchaus zu Recht, die Angst davor, in Regress genommen zu werden. Was bedeutet das? Wenn sie Medikamente verschreiben, von denen sie zwar wissen, dass sie wirken, die für eine bestimmte Indikation aber nicht zugelassen sind, ist die Krankenkasse nicht verpflichtet, die Kosten für diese Medikamente zu tragen und kann diese Kosten wiederum auf den verschreibenden Arzt abwälzen. Dieser haftet dann im schlimmsten Fall mit seinem gesamten Privatvermögen. Gerade in der Palliativversorgung setzen wir in fast allen Fällen Medikamente ein, die für die Anwendungsgebiete nicht explizit zugelassen sind. Ein wunderschönes Beispiel dafür sind Morphin-Präparate gegen Luftnot. Alle Opioide sind ausschließlich zur Behandlung von Schmerzen zugelassen, obwohl mittlerweile eine Vielzahl von Studien vorliegen, die die eindeutige Wirkung gegen Luftnot eindrucksvoll belegen. Da jedoch lediglich die Pharmaunternehmen Zulassungserweiterungen beantragen können, die das in der Regel aber nur tun, wenn sie sich davon einen finanziellen Vorteil versprechen, bleibt der Einsatz dieser Medikamente natürlich außerhalb der Zulassung. Wenn man jetzt noch bedenkt, dass Sie bei möglichen gravierenden Nebenwirkungen (die bei Sterbenskranken immer eintreten können) nicht mehr den Hersteller in der Haftung haben, sondern den verschreibenden Arzt, also ein zusätzliches Damoklesschwert über dem Arzt schwebt, dann ist die Angst und somit auch die Zurückhaltung mancher Kollegen durchaus verständlich.

Wie bekomme ich professionelle Unterstützung für zu Hause?

Spezialisierte Ambulante Palliativ Versorgung (SAPV) und Schmerztherapie Eigentlich gibt es in Deutschland seit 2007 eine weltweit einmalige Gesetzgebung. Wir sind nämlich das erste Land, das flächendeckend für gesetzlich Krankenversicherte, die lebensbegrenzend erkrankt sind und einen erhöhten Versorgungsbedarf aufgrund leidvoller Symptome haben, einen Rechtsanspruch auf aufsuchende palliativmedizinische ärztliche und pflegerische Begleitung zusichert. Das heißt, jeder Mensch in Deutschland soll an dem von ihm favorisierten Ort (und das ist für die meisten Menschen sicherlich ihr Zuhause) dank professioneller medizinischer

Unterstützung bis zuletzt leben können. Dies beinhaltet regelmäßige pflegerische und ärztliche Hausbesuche durch speziell geschultes Personal, einen vorausschauenden Notfallplan, auch komplexe Schmerztherapie mittels Schmerzpumpen, Entlastungspunktionen bei Wasseransammlungen in Bauch und Lunge sowie eine über 365 Tage im Jahr, vierundzwanzig Stunden täglich garantierte, aufsuchende Rufbereitschaft in Krisenfällen. So weit, so gut.

Ich bin wahrlich kein Schwarzmaler und eigentlich bin ich sogar im höchsten Maße davon begeistert, weil dieses Gesetz weltweit wirklich einmalig ist. Es wäre nur schön gewesen, wenn man bei der Umsetzung nicht solch gravierende handwerkliche Fehler gemacht hätte, denn unser Gesundheitssystem ist ein föderales, und das bedeutet, dass jedes Bundesland komplett unterschiedliche Versorgungsverträge geschlossen hat. In dem einen Bundesland gibt es eine Pauschale für die ersten zehn Behandlungstage, in dem anderen Bundesland wird jeder einzelne Einsatz gesondert vergütet. Eine Versorgung über Landesgrenzen hinweg ist vielerorts gar nicht möglich. Und so passiert es uns (meine Arbeitsstätte liegt direkt an der Grenze des Saarlandes zu Rheinland-Pfalz), dass wir zwei Patienten in einem Zimmer liegen haben. Zum einen Patienten kann ich sagen: »Herr Schmidt, morgen Mittag werden Sie entlassen und ab morgen Nachmittag kommt ein Team aus Spezialisten zu Ihnen nach Hause, das sich weiter um Sie kümmern wird.« Dem anderen Patienten muss ich leider mitteilen: »Ich hoffe, dass Ihr Hausarzt auch tatsächlich Hausbesuche macht und unglücklicherweise nicht gerade im Urlaub ist. Ich hoffe auch, dass wir vielleicht in Ihrer Region einen ambulanten Hospizdienst finden, der mit viel unbezahltem ehrenamtlichen Engagement und hohem persönlichen Haftungsrisiko der dort tätigen Krankenschwester irgendwie versucht, Sie zu Hause zu versorgen, denn leider gibt es in Ihrer Stadt auch acht Jahre nach Inkrafttreten des Gesetzes immer noch keine SAPV!«

Für Erwachsene können in Deutschland diese Unterstützungsangebote mittlerweile relativ flächendeckend angeboten werden. Für Kinder, die ebenfalls einen Rechtsanspruch auf diese Versorgung haben, sieht es wesentlich düsterer aus. Immer noch können fast achtzig Prozent der Betroffenen nicht versorgt werden! Das liegt nicht daran, dass die für die Versorgung notwendigen Kinderärzte fehlen würden, nein, es liegt einzig und allein daran, dass die Vergütung dieser Arbeit so katastrophal ist, dass sich diese Teams in der Regel nur mit hohen sechsstelligen Spenden pro Jahr tragen können, obwohl in Deutschland ein Rechtsanspruch auf Versorgung besteht und die Krankenkassen diesen eigentlich sicherstellen müssen. Wie gesagt, eigentlich. Aber wo kein Kläger, da kein Richter.

In Regionen mit einer funktionierenden SAPV-Versorgung gilt der Grundsatz: Kein Mensch ist zu krank, um nicht auch zu Hause sterben zu können. Und so haben wir schon intensivste Versorgung mit Schmerzpumpen, stetigen Dosisanpassungen und zahlreichen Punktionen erfolgreich durchgeführt. Wenn es in der Region ein funktionierendes Netzwerk gibt, dann ist manchmal sogar eine ganz schnelle Versorgung möglich.

Die zweiundneunzigjährige, an Demenz erkrankte Erna P. verliert zu Hause das Bewusstsein. Der Ehemann ruft den Notarzt, der die Patientin wenig später tief bewusstlos und krampfend in der Küche vorfindet. Der Krampfanfall wird medikamentös durchbrochen und die Patientin zu uns in die nahe gelegene Uniklinik gebracht. In der sofort durchgeführten Bildgebung sieht man zahlreiche eingeblutete

Hirnmetastasen einer bis dahin unbekannten Krebserkrankung mit unklarem Ausgangsherd. Schnell ist man sich mit der Familie gemeinsam einig, dass eine weitere Diagnostik und auch Therapie in Zusammenschau mit dem Alter und dem schlechten Gesundheitszustand der Patientin nicht sinnvoll ist. Der Ehemann sagt uns noch in der Notaufnahme, dass er seiner Frau versprochen habe, zu Hause sterben zu dürfen. Die Patientin ist zwar bewusstlos, wimmert aber vor Schmerzen und benötigt immer wieder Morphin-Spritzen unter die Haut. Sofort informieren wir das SAPV-Team. Die Teamärztin ist eine halbe Stunde später im Krankenhaus. Wir besprechen die Gesamtsituation und ermöglichen eine sofortige Versorgung zu Hause. Die Ärztin fährt mit der Patientin im Krankenwagen nach Hause. Zwei Stunden später wird eine Schmerzpumpe geliefert. Die Angehörigen halten am Bett rund um die Uhr Wache. Es finden regelmäßige aufsuchende Hausbesuche, sowohl ärztlich als auch pflegerisch, durch das SAPV-Team statt, und immer wieder erfolgen stützende Gespräche mit der Familie. Vierzig Stunden später stirbt die Patientin friedlich und gut symptomkontrolliert im Kreise ihre Familie zu Hause, und zwar genau so, wie ihr Mann es ihr versprochen hatte.

Generell kann man sagen, dass SAPV von jedem niedergelassenen Arzt und jedem Krankenhausarzt verordnet werden kann. Die Leistungen der SAPV sind zudem für jeden gesetzlich krankenversicherten Menschen in Deutschland kostenfrei. Schön wäre es, wenn es den flächendeckenden Rechtsanspruch auf diese Versorgung in ganz Deutschland irgendwann einmal, insbesondere für Kinder, nicht nur formal auf dem Papier gäbe.

Sterben in einer Einrichtung

Die Normalstation: Wecken, Waschen, Wenden – morgens um halb sechs im Mehrbettzimmer

Eine große europäische Studie, die sich mit der Frage beschäftigt hat, wie es sich auf Allgemeinstationen stirbt, kommt zu sehr ernüchternden Ergebnissen. Über siebzig Prozent der Patienten leiden unter unbehandelten oder unterbehandelten leidvollen Symptomen. Die meisten von ihnen leiden unter Schmerzen, viele sogar unter stärksten Schmerzen oder schwerer Atemnot. In sechsundneunzig Prozent (!!!) der Fälle wurde angegeben, dass die Routinepflege bis zum letzten Lebenstag nach Stationsstandard weitergeführt wird. Das bedeutet, dass auch ein im Sterben liegender Patient bei der Pflegerunde morgens um halb sechs selbstverständlich nicht ausgelassen wird. Ich persönlich weiß nicht, ob es sich blank gewienert besser stirbt. Mehr als zwei Drittel aller Patienten erhielten bis zum Schluss Routineblutentnahmen und bei weniger als jedem zehnten Patienten wurde ein Palliativmediziner hinzugezogen. Hier wurden allerdings nur Institutionen befragt, die auch tatsächlich die Möglichkeit dazu gehabt hätten.

Die Schlussfolgerung der Autoren dieser Studie ist ausgesprochen frustrierend: »Wenn Sie zum Sterben in ein Krankenhaus kommen, erhalten Sie eher eine Blutentnahme als ein Schmerzmittel.«

Wie kommt es zu solchen eigentlich unhaltbaren Zuständen in unseren Kliniken? Das liegt zum einen daran, dass das Personal nicht hinreichend für die besonderen Bedürfnisse Sterbenskranker geschult ist und sich entsprechend maßlos überfordert fühlt. Erschwerend kommt noch hinzu, dass ein sterbenskranker Patient nicht wirklich in die durchgetakteten Abläufe eines Hochleistungsbetriebes passt. Und ein Krankenhaus ist ja nichts anderes. Auch für ein Pflegeheim ist es eben wirtschaftlicher und effizienter, einem Bewohner seine Mahlzeit über einen Schlauch durch die Bauchdecke reinlaufen zu lassen, als sich womöglich stundenlang mit einem Löffel bewaffnet neben ihn zu setzen und ihm beim Essen zu helfen.

Neben der häufig fehlenden fachlichen Qualifikation der Mitarbeiter gibt es ein weiteres Kernproblem, und das heißt Zeit. Neuere Bestrebungen gehen dahin, immer größere Stationen zu planen. Fünfundzwanzig bis vierzig Betten sind deutlich wirtschaftlicher zu führen als eine kleine Acht-Betten-Palliativstation. Man muss auch kein Mathegenie sein, um zu erkennen, dass es erheblich kostengünstiger ist, nachts nur eine Pflegekraft für fünfundzwanzig Patienten zu bezahlen, als zwei oder gar drei.

Willkommen in der Realität. Hier mal eine Situation, die veranschaulicht, wie es in unseren Krankenhäusern aussieht: Unter den oben genannten fünfundzwanzig Patienten befinden sich vielleicht drei oder vier wirklich Schwerstkranke, vielleicht zwei Sterbende und deren verzweifelte Angehörige, die dringenden Gesprächsbedarf haben. Zwei weitere Patienten leiden unter Durchfall und schaffen es nicht mehr rechtzeitig zur Toilette, ein weiterer Patient hat Schmerzen. Außerdem sollten Sie als Pflegekraft eigentlich nachts noch die Apothekenbestände kontrollieren und die gesamten Medikamente der Patienten für den nächsten Tag vorrichten sowie die Blutentnahmen vorbereiten.

Im Klartext heißt das: Gesucht wird die eierlegende Wollmilchsau, die klaglos im Akkordbetrieb gleichsam als Pflegeroboter ihren Dienst versieht, und leider nicht die sorgfältig arbeitende, bestausgebildete Pflegekraft, die sich für die Patienten und Angehörigen dann die Zeit nehmen kann, wenn sie am dringendsten gebraucht wird.

Schon jetzt haben wir in vielen deutschen Krankenhäusern einen echten Pflegenotstand. Machen wir uns nichts vor: Es ist keine Seltenheit, dass in einem Vierbettzimmer der eine Patient gerade auf der Bettpfanne sitzt, der nächste über seine Krebsdiagnose aufgeklärt wird, der dritte Patient mit einem Erstickungsanfall kämpft, während der vierte Patient, nachdem er in der letzten halben Stunde fünfmal erfolglos geklingelt hat, beim Versuch, nun selbständig zur Toilette zu gehen, aus dem Bett fällt und sich den Oberschenkelhals bricht.

Da es bekanntlich ein erklärtes Ziel unserer Politik ist, dass im Gesundheitssektor ein offener Wettbewerb stattfindet und sich der Krankenhausmarkt irgendwann selbst reguliert, ist es nur zu verständlich, dass von Verwaltungsseite der Krankenhäuser immer wieder geschaut wird, an welchen Stellen sie Mehreinnahmen erreichen und wo Kosten reduziert werden können. Und ich versichere Ihnen, die Palliativversorgung gehört sicherlich nicht zu den Bereichen, die traumhafte wirtschaftliche Erlöse versprechen. Das Fachgebiet ist auch dadurch gefürchtet, dass es sehr personalintensiv ist. Wir betreiben sprechende Medizin, und sprechende Medizin benötigt Menschen, die auch langfristig nicht durch Maschinen zu ersetzen sind.

Ich werde an dieser Stelle nicht so tun, als ob Sterbenskranke oft oder gar immer auf Allgemeinstationen von Krankenhäusern unzureichend versorgt wurden. Natürlich gibt es zahllose Ausnahmen. Die Basis hierfür ist aber in aller Regel das persönliche Engagement der dort Tätigen, die oftmals weit mehr einbringen, als man eigentlich von ihnen erwarten darf. Eine pflegerische Kollegin hat einmal völlig treffend zu mir gesagt. »Hier bekommst du viel geboten für wenig Geld.«

Es muss dringend ein Umdenken stattfinden. In der Gesellschaft, in der Politik, bei uns allen. Es ist ja nicht so, dass sich zu wenig Geld in unserem Gesundheitssystem befindet. Es wird in meinen Augen aber an den völlig falschen Stellen ausgegeben. Die Vorstellung, später vielleicht selbst einmal pflegebedürftig zu sein, und dann ist keiner mehr da, der einen pflegt, ist nicht sonderlich beruhigend.

Die Intensivstation: von Kabeln, Schläuchen und Maschinen

Intensivstationen sind in der Regel gut abgeschottete Bollwerke moderner Hochleistungsmedizin. Oft gibt es klar definierte Besuchszeiten, zu denen Angehörige die Station betreten dürfen, und viele Intensivstationen erlauben es aus Prinzip nicht, dass Kinder zu Besuch kommen. Oftmals ist der Besuch auch auf zwei Personen pro Patient begrenzt.

Diese strengen Regeln haben natürlich gute, nachvollziehbare Gründe. Auf Intensivstationen wird mit allem menschlichen Einsatz und technischen Mitteln versucht, kritisch kranken Patienten nach einem Autounfall oder einem schweren Herzinfarkt das Leben zu retten. Menschen werden nach schwerwiegenden Eingriffen wieder fit gemacht; es herrscht Stress, Hektik, zahlreiche Notfallsituationen treten auf, weswegen bei Ärzten und Pflegekräften ein konstant hohes Maß an Anspannung zu spüren ist.

Aus zahlreichen Untersuchungen wissen wir, dass eine erhebliche Anzahl von Menschen in den letzten Lebenstagen und Lebensstunden auf Intensivstationen gebracht werden und dort an den weiterlaufenden Maschinen trotz aller eingesetzten Medikamente sterben. Vielfach liegen die Gründe für die Verlegung auf eine Intensivstation in der plötzlichen Zustandsverschlechterung des Patienten auf einer Normalstation oder auch zu Hause; der Notarzt holt den Patienten im entsprechend schlechten Zustand ab und fährt ihn mit Blaulicht in die Klinik. Hätte man sich die Mühe gemacht und mit dem Patienten, im Falle eines Notfalls, eine mögliche Vorgehensweise besprochen und vorher schriftlich dokumentiert, dann wäre vielen Menschen dieser unschöne letzte Weg erspart geblieben.

Ich schildere Ihnen jetzt einen Klassiker: Eine siebenundvierzigjährige Patientin mit metastasiertem Brustkrebs, selbst taubstumm, hatte aufgrund unerträglicher Schmerzen und einer völlig unzureichenden schmerztherapeutischen Begleitung durch den Hausarzt (»Sie haben schon zweimal zwanzig Milligramm Morphin, das ist die Höchstdosis!«) einen Selbstmordversuch begangen, indem sie in ihrer Verzweiflung versucht hat, sich mittels einer Plastiktüte zu ersticken. Die Patientin wurde von ihrem Ehemann im heimischen Wohnzimmer vorgefunden, der sofort den Notarzt alarmierte. Dieser brachte die Patientin dann ins Krankenhaus. Zu diesem Zeitpunkt lag eine Patientenverfügung vor, die dem Krankenhauspersonal auch bekannt war, in der die Patientin ganz klar festgelegt hatte, dass im Falle einer akuten Zustandsverschlechterung keine intensivmedizinischen Maßnahmen durchgeführt werden sollen, insbesondere keine Wiederbelebung, keine Beatmung und kein Anschluss an irgendwelche Maschinen, die das Leben verlängern.

Mein Palliativteam wurde hinzugezogen, und es gelang uns, die Schmerztherapie der Patientin so rasch zu optimieren, dass sie am nächsten Morgen strahlend lächelnd in ihrem Bett saß und uns aufgeschrieben hat (zur Erinnerung: Sie war taubstumm), dass sie diesen Selbstmordversuch niemals begangen hätte, wenn sie gewusst hätte, dass man ihre Schmerzen in den Griff bekommen könnte.

Zwei Krankenhausnächte später. Die Patientin bekam nachts um halb drei einen plötzlichen Atemnotanfall. Krankheits- und urlaubsbedingt hatte keine vernünftige Übergabe sowohl pflegerischer- als auch ärztlicherseits stattgefunden, so dass die junge Nachtschwester den ebenfalls ziemlich unerfahrenen Stationsarzt hinzurief. Beim Eintreffen des Arztes war die Patientin bereits ohne Puls. Da der Arzt keine genaueren Informationen über sie hatte, begann er mit sofortigen Wiederbelebungsmaßnahmen und alarmierte das Notfallteam der Anästhesie. Nach fünfundvierzig Minuten konnte die Patientin wiederbelebt werden, und es wurde eine Diagnostik durchgeführt, die eine fulminante Lungenembolie ergab. Die Patientin wurde beatmet auf die Intensivstation verlegt, wo sie schlussendlich vier Stunden später, trotz aller aufgebotenen Hochleistungsmedizin, starb. Wäre sie nicht verstorben, hätte man ihrer Patientenverfügung gemäß die Maschinen ohnehin wieder ausschalten müssen. Doch das Wichtigste hatte man in der ganzen Hektik leider vergessen: dem Ehemann Bescheid zu geben. Der tauchte morgens auf der ursprünglichen Station seiner Frau auf und wurde dann von ihrem Tod in Kenntnis gesetzt.

Auf Intensivstationen sind Palliativpatienten natürlich ein Störfaktor, weil das gesamte Team auf Rettung und Heilung gedrillt ist, weil Intensivbetten knapp sind und vielfach beim behandelnden Personal das Gefühl vorhanden ist: Dieser Patient hier, der ohnehin sterben wird, nimmt einem anderen, den wir vielleicht retten können, ein Bett weg.

Aber auch auf diesen Stationen ist ein würdevolles und gutes Sterben möglich, wie ich an einem weiteren Beispiel illustrieren möchte: Emil kommt in der sechsundzwanzigsten

Schwangerschaftswoche mit nur vierhundertfünfzig Gramm Geburtsgewicht viel zu früh zur Welt. Direkt nachdem er das Licht der Welt erblickt, bekommt er massive Probleme mit der Atmung – seine Lungen sind unreif. In den nächsten Stunden entwickelt er Hirnblutungen, braucht immer höhere Dosen an kreislaufstützenden Medikamenten, und es ist absehbar, dass er bald sterben wird. Die Eltern haben Tag und Nacht die Möglichkeit, am Inkubator zu sein, ihn anzufassen, mit ihm zu sprechen. Mit der Familie wird wieder und wieder die medizinische Ausweglosigkeit der Situation besprochen und schlussendlich einigt man sich darauf, den kleinen Emil sterben zu lassen. Unter milden, abschirmenden Medikamenten wird er aus dem Inkubator heraus auf die Brust der Mutter gelegt. Auf Wunsch der Eltern findet noch eine Taufe durch den hinzugezogenen Seelsorger statt, bei der auch der Intensivarzt und die betreuende Kinderkrankenschwester zugegen sind. Die kreislaufunterstützenden Medikamente werden ausgestellt, die Beatmung beendet, und Emil darf ganz ruhig und friedlich auf der Brust der Mutter versterben.

Die Palliativstation: Würde, Nähe und Ruhe – Hand in Hand mit bestmöglicher medizinischer Versorgung. Geht das?

Ich will gar nicht erst versuchen, so zu tun, als wären Palliativstationen das Nonplusultra für sterbenskranke Patienten, aber sie bieten doch viele Vorteile, über die man nachdenken sollte. Palliativstationen sind Akutstationen in Krankenhäusern, in denen Menschen aufgenommen werden können, die lebensbegrenzend erkrankt sind und unter Symptomen leiden, die einen stationären Krankenhausaufenthalt erforderlich machen. Das oberste Ziel besteht ganz klar in der Linderung dieser leidvollen Symptome. Etwa fünfzig Prozent der auf Palliativstationen aufgenommenen Patienten sterben auch dort. Die andere Hälfte kann nach Stabilisierung entweder nach Hause, in eine Pflegeeinrichtung oder in ein stationäres Hospiz weiterverlegt werden.

Der Vorteil an Palliativstationen ist, dass sie in der Regel sehr klein sind (zwischen acht und zwölf Betten) und einen wesentlich höheren Pflegeschlüssel haben als alle anderen Normalstationen. Der Pflegeschlüssel orientiert sich eher an dem Pflegeschlüssel für Intensivstationen, und überwiegend bis ausschließlich arbeitet dort speziell für diese besonderen Situationen ausgebildetes Personal. Es gibt zusätzliche therapeutische Angebote, eine psychologische Unterstützung, Kunst- und Musiktherapie, und vielfach werden auch noch Ehrenamtliche eingesetzt, um die Professionellen bei ihrer Arbeit zu unterstützen. Dazu steht rund um die Uhr ein speziell ausgebildeter Arzt zur Verfügung.

In dieser Konstellation ist es oftmals sehr schnell möglich, belastende körperliche Symptome wirksam zu lindern, sich aber auch der psychosozialen und spirituellen Bedürfnisse der Patienten und seiner Angehörigen in angemessener Weise anzunehmen. Es finden Gespräche über Wünsche der Patienten statt, auch über mögliche Vorgehensweisen in Notfallsituationen. Es findet eine konkrete vorausschauende Notfallplanung statt, so dass – sollten unerwartete Ereignisse eintreten – jeder der Beteiligen genau weiß, was zu tun ist.

Schade ist nur, dass wir in Deutschland immer noch viel zu wenig Palliativbetten haben, so dass die allermeisten Patienten, die auf einer Warteliste für ein Palliativbett stehen, schon vorher sterben. Es ist keine Seltenheit, dass Palliativpatienten bis zu sechs Wochen auf ein freies Bett warten müssen.

Wie schon erwähnt, ist es für Krankenhäuser nicht unbedingt lukrativ, in diesen Bereich zu investieren. Und so gibt es auch an vielen Universitätskliniken oder großen Krankenhäusern oftmals nur eine winzige Alibi-Palliativstation, quasi als Vorzeigefeigenblatt, um gerne auch vor der Presse sagen zu können: Seht her, wir bieten hier doch alles für unsere Patienten an! Ohne dabei zu erwähnen, dass das Gros der Patienten, die dieser Versorgung bedürften, diese nie erhalten werden.

Das stationäre Hospiz:
Todeshaus oder das Zuhause bis zum Tod?

Wir führen mit unseren Patienten intensive Gespräche, wie es mit ihnen nach einem stationären Krankenhausaufenthalt weitergehen könnte. Natürlich wünschen sich die meisten, wieder nach Hause zu kommen, aber – auch das ist ein Problem unserer modernen Gesellschaft – immer mehr Menschen leben heute alleine. Und wenn jemand nicht mehr mobil und auf fremde Hilfe angewiesen ist, ist trotz aller zugeschalteter ambulanter Hilfe eine Rückkehr in die Häuslichkeit oftmals nicht möglich. Als Alternativen bleiben dann nur eine Pflegeeinrichtung oder ein stationäres Hospiz.

In der Pflegeeinrichtung haben Sie in der Regel das Problem von nicht hinreichend qualifiziertem Personal und fehlender rascher ärztlicher Verfügbarkeit im Zusammenspiel mit einem viel zu niedrigen Personalschlüssel. Da kann es Ihnen im schlimmsten Fall tatsächlich passieren, dass Sie mit einem schweren Erstickungsanfall im Zimmer liegen und keiner kommt.

Stationäre Hospize sind Einrichtungen mit einer überschaubaren Anzahl von Betten, in der Regel acht bis sechzehn, und einem deutlich besseren Pflegeschlüssel als in anderen Pflegeeinrichtungen. Auch hier arbeitet ausschließlich oder überwiegend besonders geschultes Personal. Anders als eine Palliativstation ist ein stationäres Hospiz eine Pflegeeinrichtung, die von niedergelassenen Ärzten mitversorgt wird, ohne dass rund um die Uhr, wie im Krankenhaus, ein Arzt verfügbar ist. Die meisten Hospize sind baulich sehr schön gestaltet und bieten für Angehörige vielfach auch die Möglichkeit, in den Zimmern der Patienten zu übernachten. Es gibt spezielle therapeutische Angebote und gemeinsame Begegnungsräume, so dass man sich hier durchaus wohlfühlen kann.

Für die meisten Patienten ist das Wort Hospiz allerdings extrem negativ belastet. Stichwort: »Ich will nicht ins Todeshaus!« Die Vorstellungen hierzu sind oftmals sehr angstbesetzt und düster und völlig unbegründet. Um mir ein eigenes Bild zu machen, habe ich alle in unserer Region liegenden Hospize selbst besucht, um auch meinen Patienten authentisch und aus erster Hand erzählen zu können, wie es da aussieht. Ich empfehle immer, wenn es denn noch möglich ist: »Fahren Sie mal hin, wenn Sie noch halbwegs fit sind. Und nehmen Sie Ihre Angehörigen mit. Schauen Sie sich die Einrichtungen an, und Sie werden feststellen: Mensch, das ist doch eigentlich ganz schön hier, und das Personal ist auch total nett. Meine Sorgen waren wirklich unbegründet.«

Zudem muss man immer wieder ganz klar betonen, dass ein Hospiz kein Gefängnis und auch keine geschlossene Einrichtung ist. Selbstverständlich darf man ein stationäres Hospiz auch wieder lebend verlassen, obwohl das zugegebenermaßen äußerst selten vorkommt. Ein weiterer und nicht ganz unwesentlicher Vorteil von stationären Hospizen ist, dass diese mittlerweile für die Patienten zuzahlungsfrei sind, so dass hier keine Kosten und damit keine weiteren finanziellen Sorgen entstehen. Einen gewissen Prozentsatz der laufenden Kosten muss ein stationäres Hospiz über Spenden selbst aufbringen.

Sechstes Kapitel

Sterbeverhinderung, Lebensverlängerung oder Sterbehilfe?

Sterbehilfe – eine Standortbestimmung

Den Wert einer Gesellschaft erkennt man daran, wie sie mit ihren Alten, Kranken und Kindern umgeht.
Rabindranath Tagore

Wenn wir uns mit dem Thema Sterbehilfe auseinandersetzen, ist der erste Schritt, dass wir uns über Begrifflichkeiten einigen. Wild geistern hier verschiedenste vermeintliche Synonyme durch die Presse, die kaum jemand wirklich zu unterscheiden vermag: indirekt, aktiv, passiv, Tötung auf Verlangen, assistierter Suizid, Freitodbegleitung und vieles mehr. Das Verwirrspiel ist so groß, dass über siebzig Prozent der befragten Medizinstudenten die Begriffe nicht eindeutig zuordnen können, und auch bei gestandenen Profis, die eigentlich tief in der Materie drin sein müssten, sieht es oftmals nicht viel besser aus. Da packt einen schon das nackte Grauen!

So ergab eine Umfrage unter neurologischen Chefärzten, dass über die Hälfte die Ansicht vertrat, dass die Behandlung von Luftnot mit Morphin in der Lebensendphase Tötung auf Verlangen und somit der strafbaren Sterbehilfe zuzuordnen sei. Ebenso erschreckend ist die Erkenntnis, dass mehr als ein Drittel der befragten Betreuungsrichter in Deutschland nicht sicher in der Lage ist, zwischen Tötung auf Verlangen und Sterben (zu)lassen zu unterscheiden. Wie kann ich angesichts dieses Kuddelmuddels, das schon unter den Profis vorherrscht, von medizinischen Laien erwarten, dass hier auch nur der Hauch eines Überblicks entstehen kann?

Unter Ärzten hat man sich mittlerweile darauf verständigt, die missverständlichen Ausdrücke wie indirekte, passive oder aktive Sterbehilfe nicht mehr zu gebrauchen und sie durch die Begriffe Tötung auf Verlangen und Sterben zulassen, beziehungsweise Sterben lassen zu ersetzen. Der Begriff Indirekte Sterbehilfe kann getrost gänzlich aus dem Kanon gestrichen werden. Gemeint war damit zum Beispiel die Behandlung von Schmerzen mit hohen Dosen an Morphin unter der billigenden Inkaufnahme eines eventuell verfrühten Ablebens durch die Therapie. Hier wissen wir mittlerweile durch zahllose Studien, dass sich der verantwortungsvolle Einsatz gerade dieser Substanzen lebensverlängernd auswirkt. Von daher ist auch die Begrifflichkeit »Indirekte Sterbehilfe« vor diesem Hintergrund endgültig ad absurdum geführt.

Tötung auf Verlangen *früher*: **aktive Sterbehilfe**	Aktiver Eingriff in den Lebensprozess, um ein Leben zu beenden. Tötung auf Verlangen ist in Deutschland strafbar (§ 216 StGB) und lediglich in den Benelux-Staaten, dort als Euthanasie bezeichnet, unter bestimmten Bedingungen erlaubt. Euthanasie wird dort von Ärzten mit Medikamenteninjektion in einem Umfang offiziell praktiziert, der für Deutschland über 30 000 Tötungen pro Jahr entspräche.

Beihilfe zur Selbsttötung = assistierter Suizid	Beihilfe zur Selbsttötung wird nicht bestraft, da Selbsttötungsversuche in Deutschland straffrei sind. Dies gilt für alle Menschen jeder Berufsgruppe. So handeln Ärzte straffrei, die Suizidassistenz leisten, auch wenn dies standesrechtlich teilweise nicht zulässig ist. Durch Sterbehilfe-Organisationen wie »Dignitas«, »Exit« sowie den früheren Hamburger Justizsenator Roger Kusch und anderen Einzelpersonen ist das Problem der gewerblichen (gegen eine Vergütung), organisierten (zum Beispiel vereinsmäßig) und geschäftsmäßigen (wiederholten, routinemäßigen) Förderung der Beihilfe zur Selbsttötung ins Bewusstsein der Öffentlichkeit gerückt. Die neue, seit Ende 2015 geltende Rechtsprechung verbietet jetzt ausdrücklich diese gewerbliche, organisierte und wiederholte Förderung der Beihilfe zur Selbsttötung.
Sterben zulassen, auch Sterben lassen *früher*: **passive Sterbehilfe**	Medizinisch begleitetes Sterben lassen bedeutet Unterlassung oder Abbruch sterbeverhindernder Maßnahmen wie künstliche Ernährung und Beatmung, Behandlung mit Antibiotika etc. entsprechend dem Patientenwillen, wobei dem natürlichen Krankheits- oder Sterbeprozess sein Lauf gelassen wird. Sterben zulassen ist geboten, wenn es dem Willen des Patienten entspricht (wegweisendes BGH-Urteil aus 2010). In Deutschland ist Sterben zulassen erlaubt. Problematisch ist der Begriff »passive Sterbehilfe«, gerade weil er auch Handlungen umfasst, die nach allgemeinem Verständnis von Nicht-Experten als »aktiv« zu bezeichnen sind, etwa das Abschalten des Beatmungsgerätes. Mittlerweile ist eindeutig geklärt, dass zum Beispiel das Abschalten genauso zu werten ist wie das Nicht-Beginnen der künstlichen Beatmung (BGH 2010).

Man muss wissen, dass in Deutschland das Sterben zulassen oder Sterben lassen eine erlaubte Handlung darstellt. Dazu gehört beispielsweise auch, mit bestimmten Maßnahmen wie einer Blutwäsche nicht mehr zu beginnen, und auch das Ausschalten eines Beatmungsgerätes. Jetzt möchte vielleicht der ein oder andere laut aufschreien und rufen: »Stopp! Das ist doch sehr wohl ein aktives Einschreiten, es ist die Beendigung lebensverlängernder Maßnahmen!« Ich möchte gerne entgegnen, dass ich mir hier ein Umdenken wünsche, weil wir sehr, sehr oft eben keine Lebensverlängerung betreiben, sondern nur noch Sterbeverhinderung. Und wenn man sich diesen kleinen, aber feinen Unterschied vergegenwärtigt, ist die Begrifflichkeit Sterben zulassen oder Sterben lassen eigentlich ganz einfach. Wenn ich Maßnahmen nicht mehr einleite oder Maßnahmen beende und damit den natürlichen Krankheitsverlauf zulasse (natürlich immer unter Fortführung lindernder Therapien, das heißt, ich beende selbstverständlich niemals eine Schmerztherapie oder die Therapie anderer leidvoller Symptome), dann spricht man von Sterben zulassen. Das ist nicht nur ausdrücklich erlaubt, sondern in vielen, wenn nicht gar in den meisten Fällen auch medizinisch wie menschlich geboten. Tötung auf Verlangen setzt wiederum eine aktive Handlung voraus, die als solche das Leben des Patienten beendet. Das bedeutet, einem Patienten zum Beispiel ein todbringendes Medikament in die Vene zu spritzen (eine in den USA immer noch vielpraktizierte Hinrichtungsmethode).

Für alle, denen immer noch nicht klar ist, wo der Unterschied zwischen dem Setzen einer tödlichen Spritze und dem Ausschalten eines Beatmungsgerätes liegt: Mit dem Ausschalten des Beatmungsgerätes nehme ich nur eine Maschine weg, die aktuell eine bestimmte Lebensfunktion des

Patienten unterstützt. Mit dem Spritzen einer Überdosis töte ich. Sterben zulassen ist unstrittig erlaubt, Tötung auf Verlangen ist strafrechtlich verboten und steht auch nicht weiter zur Diskussion.

Im Grunde genommen können wir die gesamte Debatte über »Sterbehilfe«, die auch in der Bevölkerung immer wieder zu aufgeheizten Gesprächsrunden führt, auf einen einzigen Punkt konzentrieren:

Die Beihilfe zur Selbsttötung

Auch hier ist die Rechtslage eindeutig. Dadurch, dass die Selbsttötung in Deutschland straffrei ist, ist es auch die Beihilfe zur Selbsttötung. Somit kann jeder Mensch in Deutschland einem anderen bei der Selbsttötung helfen, ohne strafrechtliche Konsequenzen befürchten zu müssen. Wir Ärzte haben dabei allerdings ein anderes Problem, denn zehn von siebzehn Ärztekammern verbieten es, standesrechtlich bei der Beihilfe zur Selbsttötung mitzuwirken. Abgesehen davon ist aber in den letzten dreißig Jahren in Deutschland kein einziger Arzt wegen Beihilfe zur Selbsttötung mit standesrechtlichen Konsequenzen belegt worden.

Ich habe ein grundsätzliches Problem mit der Thematik, auch was das Vertrauen der Patienten in uns Ärzte anbelangt. Ich denke, dass Patienten zu Recht darauf vertrauen sollten, dass wir als ihre behandelnden Ärzte ihnen immer und gerade auch am Lebensende helfen und beistehen. Diese Hilfe kann unter anderem bedeuten, ein Sterben zuzulassen; diese Hilfe bedeutet aber auch, mit dem Patienten und den Angehörigen schwierige Situationen gemeinsam auszuhalten. Wenn wir als Ärzte in eine Doppelrolle kommen und zeitgleich auch als »Selbsttötungsberater« oder gar als Verordner todbringender Medikamente zur Verfügung stehen, dann bin ich mir nicht sicher, was das mit unserem Berufsbild in der Bevölkerung machen wird. Es geht hier am Ende des Tages doch auch um eine Art Letztverlässlichkeit. Jeder einzelne Patient muss sich darauf verlassen, dass ihm auch in größter Hilflosigkeit beigestanden wird, ohne ihm das Leben zu verkürzen.

Um zu verdeutlichen, was ich damit meine, möchte ich an dieser Stelle einen Vergleich zum nicht weniger wichtigen Thema Organspende ziehen. Wenn Sie mit Menschen über die Sinnhaftigkeit von Organspende sprechen, hören Sie nicht selten relativ diffuse Ängste, nach dem Motto: »Ich weiß ja, es gibt zu wenig Spenderorgane in Deutschland. Wenn ich jetzt einen schweren Verkehrsunfall habe und man findet bei mir einen Organspenderausweis, was dann? Woher weiß ich denn sicher, dass dann trotzdem alles unternommen wird, um mich zu retten? Wer garantiert mir, dass ich nicht automatisch als Ersatzteillager herhalten muss?«

Ich persönlich würde mich in dieser Doppelrolle als Helfer und Henker zugleich nicht sehr wohlfühlen. Und trotzdem muss ich hier meine innere Zerrissenheit zum Ausdruck bringen: Auch ich kann nicht mit letzter Sicherheit sagen, wie ich reagieren würde, wenn von einem guten Freund oder einem nahen Angehörigen der Wunsch zu sterben an mich herangetragen würde.

In dieser Situation wäre ich natürlich ein gutes Stück aus meiner professionellen Rolle draußen und würde eher als »Freund mit medizinischem Hintergrundwissen« handeln und nicht primär als Arzt. Es ist und bleibt ein schwieriges Feld. In meiner professionellen Rolle als Arzt lehne ich Suizidbeihilfe jedoch eindeutig ab, da ich es für ein falsches und gefährliches Signal für unsere Gesellschaft halte.

Im Jahr 2015 haben wir eine sehr interessante Studie initiiert, bei der wir uns angeschaut haben, wie es mit dem Sterbewunsch bei palliativ zu Hause behandelten Patienten aussieht, die in den Genuss spezialisierter ambulanter Palliativversorgung gekommen sind, und wie hoch die Anzahl tatsächlicher Suizide bei diesen Patienten war. Zu Beginn der Versorgung wurde von rund acht Prozent der knapp achtzehntausend versorgten Patienten oder deren Angehörigen der Wunsch nach lebensverkürzenden Maßnahmen in Form von Beihilfe zur Selbsttötung oder Tötung auf Verlangen geäußert. Im Behandlungsverlauf konnten wir dann genau das sehen, wovon wir wieder und immer wieder reden: Wenn es uns gelingt, eine effektive Symptomkontrolle zu etablieren, wenn wir das Vertrauen des Patienten und seiner Angehörigen erlangen, wenn wir als verlässlicher Ansprechpartner auch bis zum Schluss da sind, verschwindet der Wunsch nach Lebensverkürzung bei fast allen Patienten!

Natürlich gibt es auch spektakuläre Einzelfälle mit anhaltendem Todeswunsch, und natürlich sind es genau diese Fälle, die von den Befürwortern einer deutlich gelockerten Sterbehilferegelung in Deutschland immer wieder ins Feld geführt werden. Insgesamt sind bei unserer repräsentativen Umfrage nur siebzehn Suizide bei knapp achtzehntausend versorgten Patienten begangen worden, und in keinem einzigen Fall erfolgte diese Suizidhandlung aufgrund von nicht behandelbaren körperlichen Leiden. Es waren fast ausschließlich sogenannte »Bilanzsuizide« von Menschen, die gesagt haben: »Ich will gar nicht erst wissen, was da eventuell noch alles auf mich zukommt, und ich bestimme den Zeitpunkt meines Todes selbst.«

Die Ergebnisse unserer Studie bedeuten, dass selbst in diesem schwerstkranken Patientengut die Suizidquote um mehr als eine ganze Zehnerpotenz niedriger lag als in der Gesamtbevölkerung. Das lässt wiederum nur einen Rückschluss zu: Eine qualitativ hochwertige und verlässliche Palliativversorgung ist die effektivste Suizidprävention, die wir haben.

Ein Blick zu unseren Nachbarn in Europa

Das Thema Sterbehilfe beschäftigt nicht nur uns in Deutschland, es ist ein Thema, über das auch in den meisten europäischen Ländern zum Teil hochemotional diskutiert wird. Auffallend bei allen Debatten ist immer wieder, dass die meisten Experten, die sich bei uns in Deutschland lautstark zu Wort melden, durch eine erstaunliche Unkenntnis hinsichtlich der Sachlage glänzen. Auch in der Bevölkerung liegen hier zum Teil völlig falsche Vorstellungen vor. Der typische Satz, den man immer wieder hört: »Wenn es mir mal richtig schlecht geht, dann fahre ich eben in die Schweiz.«

Schweiz

Prima, dann fangen wir direkt mal bei unseren netten Nachbarn, den Eidgenossen, an. In der Schweiz gilt eine relativ liberale Gesetzgebung, allerdings ist auch dort – wie bei uns in Deutschland – die Tötung auf Verlangen ein Straftatbestand. In der Schweiz ist demnach ausnahmslos die Beihilfe zur Selbsttötung gestattet. In der Schweiz wird aber auch die Begrifflichkeit Freitodbegleitung gebraucht. Der Selbsttötungswillige muss auch in der Schweiz in der Lage sein, die Handlung selbst durchzuführen, allerdings darf er hier auf weitreichende Unterstützung hoffen. So ist es durchaus üblich, dass einem Sterbewilligen ein venöser Zugang gelegt und eine Infusionsflasche mit dem todbringenden Medikament daran angeschlossen wird. Der Patient muss dann lediglich noch das Rädchen des Infusionsschlauchs aufdrehen.

◈

Warum die Schweiz in den Köpfen vieler Menschen auch in Deutschland so präsent ist?

◈

Es ist das einzige Land in Europa, das »Selbsttötungstourismus« ohne größere bürokratische Hürden zulässt, das heißt, diese Leistungen auch Menschen anbietet, die nicht die Schweizer Staatsbürgerschaft besitzen. In Zahlen bedeutet das, dass in der Schweiz auf tausend Todesfälle circa neun assistierte Suizide kommen. Umgerechnet auf die jährlich knapp neunhunderttausend Todesfälle in Deutschland würde das ungefähr achttausend ärztlich assistierten Suiziden entsprechen. Um sich das plastisch vorzustellen: Wir haben pro Jahr circa viertausend Verkehrstote, davon zweitausend Pkw-Insassen, das heißt, wir reden von der vierfachen Anzahl Pkw-Unfalltoter in Deutschland.

Niederlande

Die Holländer waren die Ersten weltweit, die im Jahr 2002 die Tötung auf Verlangen unter dem Namen Euthanasie gesetzlich erlaubt haben. Der Wunsch nach Tötung auf Verlangen ist in den Niederlanden auch bei Minderjährigen möglich, bei Sechzehn- und Siebzehnjährigen müssen die Eltern lediglich informiert werden, bei Zwölf- bis Fünfzehnjährigen ist die Zustimmung der Personensorgeberechtigten (in der Regel die Eltern) notwendig. Die Zahlen hinsichtlich Tötung auf Verlangen und assistiertem Suizid sind in den Niederlanden in den letzten Jahren fast exponentiell nach oben geschossen, so dass wir mittlerweile von fünfunddreißig Tötungen auf Verlangen / assistierten Suiziden pro tausend Todesfällen ausgehen müssen. Auf Deutschland hochgerechnet wären das rund dreißigtausend Menschen pro Jahr, das heißt, allen Bewohnern einer mittelgroßen Stadt würde jedes Jahr vorzeitig das Leben beendet werden.

Belgien

Belgien hat wenig später (auch im Jahr 2002) nachgezogen und eine fast identische Gesetzgebung wie in den Niederlanden auf den Weg gebracht. Diese wurde im Jahr 2013 nochmals dahingehend verändert, dass jetzt auch Kinder jedweden Alters, das heißt, ohne Altersbegrenzung nach unten, sich die Euthanasie, sprich die Tötung wünschen dürfen. Wenn man sich jetzt noch einmal vor Augen hält, ab wann und in welchem Alter sich überhaupt ein realistisches Todeskonzept bei Kindern und Jugendlichen entwickelt, und ab wann man überhaupt die Tragweite einer solchen Entscheidung erfassen kann (siehe viertes Kapitel), stimmt mich eine solche Gesetzgebung mehr als nachdenklich. Ich muss gestehen, dass ich sogar erhebliche Mühe habe, meine Gänsehaut irgendwie unter Kontrolle zu bekommen.

Auch in Belgien sind in den letzten Jahren stetig ansteigende Zahlen zu verzeichnen, so dass hier mittlerweile über sechzehn von tausend Todesfällen auf Tötung auf Verlangen und assistierten Suizid zurückzuführen sind. Auf Deutschland übertragen würde das knapp fünfzehntausend Menschen bedeuten. Auf diese Zahl kommen wir, wenn wir sowohl die Verkehrstoten als auch die bestätigten Suizidtoten (zehneinhalbtausend pro Jahr) zusammenrechnen.

Interessanterweise kann man in Belgien eklatante Unterschiede zwischen den Regionen Flandern und Wallonien ausmachen. Die überwältigende Mehrzahl von Tötungen auf Verlangen entfallen auf Flandern. Waren im Jahr 2007 noch zwei Prozent aller Todesfälle auf Euthanasie zurückzuführen, so waren es in 2013 schon 4,6 Prozent – mehr als doppelt so viele in nur sechs Jahren! Das bedeutet auch, dass mittlerweile jeder zwanzigste Mensch in Flandern durch die Hand eines Arztes stirbt. Wenn ich jetzt die durch Ärzte getöteten Menschen in Flandern auf Deutschland hochrechne, bedeutet das circa einundvierzigtausendfünfhundert getötete Menschen pro Jahr. Das entspricht übrigens exakt der Einwohnerzahl der Kreis- und Universitätsstadt Homburg / Saar (41 416 Einwohner, Stand: 31. 12. 2013), meinem Wohn- und Arbeitsort. Ich weiß nicht, wie es Ihnen geht, aber ich finde diese Vorstellung mehr als gruselig.

Luxemburg

In Luxemburg wurden 2009 zeitgleich sowohl ein Gesetz zur Palliativpflege als auch ein Euthanasiegesetz verabschiedet. Damit ist Luxemburg neben den Niederlanden und Belgien das dritte Land in Europa, das die Tötung auf Verlangen für gesetzlich zulässig erklärt hat. Dieses Gesetz orientiert sich sehr stark an der Vorlage aus den Niederlanden, ohne jedoch die Tötung auf Verlangen bei Minderjährigen einzuschließen.

Österreich

In Österreich ist die Tötung auf Verlangen ein Straftatbestand, ebenso wie die Beihilfe zur Selbsttötung. Zu Letzterer zählt beispielsweise auch die Verordnung eines todbringenden Medikamentes durch einen Arzt. Es droht eine Freiheitsstrafe von sechs Monaten bis zu fünf Jahren, während dies in Deutschland straffrei ist.

In Frankreich, Großbritannien, Italien, Spanien und Dänemark sind sowohl die Tötung auf Verlangen als auch die Beihilfe zum Suizid gesetzlich verboten.

Zusammenfassend kann man also sagen, dass mit Ausnahme der drei Benelux-Staaten Belgien, Niederlande und Luxemburg die Tötung auf Verlangen in allen europäischen Staaten einen Straftatbestand darstellt und dass insgesamt nur wenige Länder eine ähnlich liberale Gesetzgebung haben wie Deutschland, das den assistierten Suizid nicht unter strafrechtliche Verfolgung stellt.

Land	Tötung auf Verlangen	Beihilfe zur Selbsttötung	Sterben zulassen
Belgien	legal für Erwachsene (seit 2002) legal für Kinder (seit 2013)	legal	legal
Deutschland	verboten	legal (außer gewerbsmäßig)	legal
Dänemark	verboten	verboten	legal
England	verboten (gleichgesetzt mit Mord)	verboten	rechtlich unklar
Finnland	verboten	keine näheren Angaben	legal

Frankreich	verboten	verboten	legal, wenn eine Willensäußerung des Betroffenen oder eine gültige Patientenverfügung vorliegt.
Griechenland	verboten (gleichgesetzt mit Mord)	verboten	keine näheren Angaben
Irland	verboten	verboten	legal, wenn eine Willensäußerung des Betroffenen oder gültige Patientenverfügung vorliegt.
Italien	verboten	keine näheren Angaben	keine näheren Angaben
Luxemburg	legal für Erwachsene (seit 2009)	legal	legal
Niederlande	legal für Erwachsene und Kinder ab zwölf Jahren (seit 2002)	legal	legal
Norwegen	verboten	verboten	rechtlich unklar
Polen	verboten	verboten	verboten
Portugal	verboten	verboten	keine näheren Angaben
Schweden	verboten	nur legal, wenn der Helfer eine Privatperson ist.	legal

Schweiz	verboten	legal	legal
Slowenien	verboten	verboten	legal, wenn eine Willensäußerung des Betroffenen oder eine gültige Patientenverfügung vorliegt.
Spanien	verboten	verboten	rechtlich unklar
Ungarn	verboten	verboten	rechtlich unklar

Umsorgen oder Entsorgen?

Lassen Sie uns zum Ende dieses Buches noch einmal durchspielen, was es bedeutet, wenn man Sterbehilfe anbietet. Interessant finde ich die Beurteilung der Frage, ob man die Tötung auf Verlangen brauche, wenn man die Beihilfe zur Selbsttötung fördere. Hier lohnt sich ein Blick ins Jahrbuch 2014 von Sterbehilfe Deutschland. Darin halten die Autoren »ein Erbrechensrisiko von 1,4 Prozent (Anmerkung: nach dem Schlucken eines potentiell todbringenden Medikamentes) für unvermeidbar, da für Sterbewillige in Deutschland keine akzeptable Methode zur Verfügung steht, die ein geringeres Risiko erwarten ließe«.

Kein Suizidversuch ist zu hundert Prozent sicher tödlich. Wir wissen aus einigen Berichten der letzten Zeit, dass auch die Hinrichtung mittels Giftspritze in den USA nicht wirklich hinreichend zuverlässig gelingt. So kam es gerade in der jüngsten Zeit immer wieder zu qualvollen, langwierigen Todeskämpfen der Hinrichtungskandidaten, weil die eingesetzten Medikamente eben nicht wie intendiert schnell die Bewusstlosigkeit und den darauffolgenden Tod zur Folge hatten. Und hier reden wir von aktiver Tötung durch Profis, nicht von der selbständigen Einnahme eines Medikamentes durch einen Sterbewilligen.

Sie müssen sich nur einmal vorstellen, dass die Infusion während des Einlaufens des Medikamentes kaputtgeht, weil vielleicht die Vene platzt. Das Medikament läuft nun ins Gewebe und kommt nicht in adäquater Dosis im Gehirn an. Was dann?

Genau hier muss man sich folgende Frage stellen: Wenn ärztlich assistierter Suizid erlaubt wäre und es bei der Durchführung einer Suizidhandlung zu Komplikationen kommt, dürfte oder müsste der Arzt in dieser Situation eingreifen, und wie? Leben retten oder doch töten?

Natürlich kann man sich dieser Zwickmühle entziehen, indem man dem Patient lediglich das Medikament verordnet und dann beim eigentlichen Sterben nicht mehr zur Verfügung steht. Aber gerade wir als Palliativmediziner geben unseren Patienten ja das Versprechen, dass wir bei ihnen bleiben und uns nicht in den schwersten Stunden ihres Lebens von ihnen abwenden. Ich weiß nicht wirklich, wie man dieses Problem ernsthaft auflösen möchte.

Der Sozialrichter Karsten Schütz vertritt die Meinung, dass die Gesellschaft sich durch ein Verbot des organisierten Suizides schützend vor seine potentiellen Opfer stellen muss: »Damit nicht auch nur ein einziger lebenswilliger Mensch den Tod wählt, um seine Umwelt vor Belastungen zu bewahren, sind die Lebensmüden in der Pflicht, auch die schweren Seiten des Lebens zu ertragen.« Der deutsche Philosoph Robert Spaemann geht sogar noch einen Schritt weiter: »Wer Sterbehilfe erlaubt, macht über kurz oder lang den Selbstmord pflegebedürftiger Menschen zur Pflicht.« Und was ist mit den Menschen, die nicht mehr in der Lage sind, sich selbst zu töten? Um noch einmal die Zwickmühle plastisch darzustellen, in die wir Ärzte geraten: Wir übernehmen eine sogenannte »Garantenstellung« für das Leben unserer Patienten, das heißt, wenn jemand nach einem Suizidversuch das Bewusstsein verliert, sind wir eigentlich dazu verpflichtet, diesen Menschen zu retten. Was aber mache ich, wenn der Patient das von mir verordnete, intendiert todbringende Medikament geschluckt hat, ich dabeigeblieben bin und feststellen muss, dass der Patient über Stunden einen eventuell sehr qualvollen Tod stirbt? Muss ich ihn dann doch von eigener Hand töten?

Heiner Melching, Geschäftsführer der Deutschen Gesellschaft für Palliativmedizin, hat dieses Problem recht anschaulich auf den Punkt gebracht. Er sagt sinngemäß: »Eigentlich sind Ärzte die denkbar ungeeignetste Berufsgruppe, um Beihilfe zum Suizid zu leisten oder gar zu töten, denn sie sind dafür ausgebildet worden, zu retten und zu heilen. Natürlich verfügen sie über umfangreiches Wissen, auch über potentiell tödliche Medikamentenwirkungen, aber keiner ist jemals darin fortgebildet worden, zu töten oder Tipps zu geben, wie man sich möglichst sicher und wenig leidvoll umbringt.« Um das Ganze zuzuspitzen, regt er an, dass dies dann bitte von Berufsgruppen ausgeführt werden soll, die fürs Töten ausgebildet wurden: Warum nicht eine Spezialeinheit der Polizei oder der Bundeswehr? Ich gehe noch einen Schritt weiter. Warum sollen dies nicht Metzger machen? Bei sicherer Handhabung eines Bolzenschussapparates könnte man hier zuverlässig einen eventuell unnötigen, unter Umständen mehrstündigen Todeskampf von Patienten, die sterbewillig sind, vermeiden. Hier müsste kein Mensch mehr qualvoll an seinem Erbrochenen ersticken, ausgelöst durch ein vermeintlich sanftes Medikament, das einen in die »nächste Welt« hinüberschlummern lässt, leider jedoch zu massiver Übelkeit und zum qualvollem Erstickungstod geführt hat.

Gerne möchte ich zum Schluss noch einmal auf die Ergebnisse unserer wissenschaftlichen Untersuchungen sowie die eigene langjährige Erfahrung zurückkommen. Im Grunde genommen lässt es sich auf drei Kernaussagen kondensieren:

1. Beihilfe zur Selbsttötung und Tötung auf Verlangen bei Palliativpatienten sind sicherlich nicht aus Gründen unzureichender Symptomlinderung notwendig.
2. Sterbenskranke Menschen erfahren durch eine wirkungsvolle hospizlich-palliative Versorgung eine effektive Leidenslinderung und Suizidprävention.
3. Das Wissen um die Möglichkeiten dieser palliativmedizinischen Versorgung ist weder bei den Fachleuten noch oder vielmehr schon gar nicht bei den medizinischen Laien (sprich: der Bevölkerung) ausreichend verbreitet.

Ich möchte an dieser Stelle einen klitzekleinen Exkurs in Richtung Autonomie beziehungsweise Selbstbestimmung wagen. Diese Begriffe werden aktuell sehr hochgehalten: ein selbstbestimmter Tod, Autonomie bis zuletzt.

Wann sind oder waren wir in unserem Leben jemals autonom? Als Kind? Es gab schulische Zwänge; man musste sich mit Geschwisterkindern, den Eltern, den Freunden und den Nachbarn arrangieren; man durfte nie so lange aufbleiben, wie man wollte; die Fernsehzeit war begrenzt; mehr als drei Eis am Tag hat man in der Regel auch nicht bekommen, obwohl man zehn hätte essen können. Und als Erwachsener? Wer von uns ist in der glücklichen Lage, völlig selbstbestimmt zu leben oder zu arbeiten? Wer sagt sich denn: »Ach, heute koch ich mal nichts, wenn die Kinder aus der Schule kommen, und auf Wäsche waschen hab ich die nächsten zwei Monate auch keine Lust?« Wer hat keinen Chef über sich, der Vorgaben macht? Welcher Selbständige kann wirklich machen, was er will? Spätestens die Auftraggeber oder die Steuerbehörden schränken hier die Autonomie ein. Wenn Sie einen Autounfall hatten und vier Wochen im Bett liegen müssen, ist ihre Autonomie ebenfalls massiv eingeschränkt. Ich denke, dass wirkliche Autonomie eine Illusion ist oder, um es salopp zu formulieren: »Wir sind hier nicht bei *Wünsch dir was,* sondern bei *So isses.*«

Ich bin der Meinung, dass wir Ärzte uns in diesem vermeintlichen Ringen der Betroffenen um mehr Autonomie und Selbstbestimmung nicht als unkritische Erfüllungsgehilfen vor den Karren der Sterbehilfebefürworter spannen lassen dürfen. Ich finde es schlimm genug, dass man in anderen Teilbereichen der Medizin zum Teil schon weit vom sinnvollen Weg abgekommen ist (Stichwort: Wunschkaiserschnitt ohne medizinische Gründe an einem von der werdenden Mutter bestimmten Datum).

Nach meinem Empfinden sprechen wir viel zu häufig über Sterbehilfe und tun, medizinisch gesehen, oft auch viel zu viel: Wir geben viel zu kranken Menschen viel zu lange viel zu teure, oftmals nebenwirkungsreiche, wirkungslose Therapien und verbrennen damit wesentliche finanzielle Ressourcen unseres Gesundheitssystems. In viel zu vielen Fällen führt dieser geballte, gegen die Erkrankung gerichtete Therapieansatz sogar zum Gegenteil dessen, was wir eigentlich erreichen wollten: Wir verkürzen damit (sicherlich ungewollt, aber inzwischen gut belegt) viel zu oft das Leben unserer Patienten.

Ich denke, dass wir an einem Scheideweg angelangt sind. Wenn es uns nicht gelingt, das Thema Sterben und Tod wieder in die Mitte der Gesellschaft zu bringen, wenn wir einerseits Menschen durch Einsatz aller zur Verfügung stehenden Maschinen am Sterben hindern, andererseits über Sterbehilfe sprechen, weil wir vermeintlich keine andere Antwort auf die Fragen unserer Patienten haben, dann fühle ich mich zunehmend unwohl.

Ich möchte Ihnen zum Abschluss anhand eines kurzen – zugegebenermaßen konstruierten – Fallbeispiels aufzeigen, was für einen gewaltigen Unterschied es für eine Familie machen kann, palliativ versorgt zu sein oder eben nicht.

Im Mittelpunkt steht ein dreiundvierzigjähriger Familienvater, verheiratet, zwei Töchter (acht und sechzehn Jahre), mit metastasiertem Tumorleiden, stärksten Schmerzen, Luftnotanfällen, beginnender Querschnittssymptomatik, Krampfanfällen aufgrund von Hirnmetastasen, stationär in der Klinik.

Verlauf ohne Palliativversorgung

Unzureichende Schmerztherapie bei nicht ausreichendem Fachwissen in der entsprechenden Abteilung. Massive Ängste des Patienten um die Familie (die Kinder wurden nicht richtig informiert, die finanzielle Situation ist nach dem Tod für die Familie ungeklärt). Die Ehefrau ist weiter vollzeitig berufstätig. Der Patient möchte auf der einen Seite gerne nach Hause, möchte auf der anderen Seite jedoch seine Familie nicht noch mehr belasten. Die Kommunikation zwischen den Eheleuten ist von gegenseitiger Rücksichtnahme geprägt, daher findet keine aktive Krankheitsbewältigung statt. Die Symptomkontrolle bleibt auch im Verlauf völlig inadäquat. Im Krankenhaus gibt es keine hinreichenden personellen und damit zeitlichen Ressourcen. Der Patient liegt standardmäßig im Vierbettzimmer mit erheblicher Einschränkung der familiären Kontaktmöglichkeiten. Immer wieder entstehen Überforderungssituationen sowohl vonseiten der Familie als auch des betreuenden Personals. Der Patient verstirbt schließlich im Vierbettzimmer unter starken Schmerzen im Rahmen eines Erstickungsanfalles. Die Ehefrau entwickelt daraufhin eine posttraumatische Belastungsstörung und verliert im weiteren Verlauf ihren Arbeitsplatz. Finanziell ist das Haus nicht zu halten, und die Kinder werden schulisch auffällig. Die ältere Tochter zeigt aggressives Verhalten, die jüngere Tochter somatisiert (nässt wieder ein und entwickelt Kopfschmerzen, die mit sechzig Fehltagen pro Jahr die weitere schulische Zukunft gefährden und zu intensiver medizinischer Abklärung führen).

Das inadäquate Versorgungsangebot hat letztendlich Folgen für die gesamte Familie sowie erhebliche sozio-ökonomische Folgekosten (Arbeitsplatzverlust; Psychotherapie für die Ehefrau und die ältere Tochter; Schulfehlzeiten mit verpassten Bildungsabschlüssen für beide Kinder; Inanspruchnahme kostenintensiver, vermeidbarer medizinischer Dienstleistungen für die jüngere Tochter, beispielsweise urologische Funktionsdiagnostik, Kernspintomographie des Kopfes etc.)

Möglicher Verlauf des Falles bei adäquater palliativmedizinischer Versorgung

Unterbringung des Patienten in einem Familienzimmer, frühzeitige moderierte Gespräche mit der Ehefrau und den Kindern, auch über den baldigen Tod, sowie zu erwartende Symptome und Komplikationen. Klärung der Wünsche und Ängste der Beteiligten sowie Etablierung entsprechender stützender Angebote. Frühzeitige bestmögliche

Symptomkontrolle des Patienten, Entlastung der Kinder durch Gespräche und Therapieangebote sowie zusätzliche Ablenkungsmöglichkeit: Kontakt zu anderen betroffenen Gleichaltrigen in gemeinsamen Begegnungsräumen. Mit Hilfe eines Versorgungsnetzwerkes, auch unter Einbindung hospizlicher Strukturen gelingt es, kleine Zeitinseln für die beiden Eheleute zu ermöglichen (Nähe, Sexualität, letzte Dinge regeln). Die Ehefrau und die Kinder können jederzeit zu Besuch kommen. Durch die bessere Krankheitsbewältigung werden posttraumatische Belastungsstörungen vermieden. Es entwickeln sich Kontakte zu anderen Betroffenen sowie Netzwerkstrukturen, die auch in der Trauerphase hilfreich sein können. Die Familie traut sich letztendlich zu, mit dem Patienten nach deutlicher Symptomlinderung wieder nach Hause zu gehen. Ein entsprechendes Versorgungsnetz wurde aktiviert (u. a. SAPV und ein ambulanter Hospizdienst) und eine vorausschauende Notfallplanung mit allen Beteiligten abgestimmt. Der Patient verstirbt gut symptomkontrolliert zu Hause im Kreise seiner Familie. Alle sind darauf zumindest ein Stück weit vorbereitet. Es entwickeln sich auch bei den Kindern keine Schuldgefühle oder pathologische Trauer. Die Somatisierungsstörungen bleiben aus. Die Ehefrau kann ihren Beruf weiter ausüben. Die Unterstützung der Familie findet auch nach der Entlassung des Patienten und seinem Tod durch das Netzwerk weiter bedarfsgerecht statt. Die Angehörigenangebote (Trauercafé, gemeinsame Aktivitäten mit anderen Angehörigen, Gedenkfeier, Niederlegung eines Steines im Gedenkgarten des Palliativzentrums) führen zu einer besseren Bewältigung der Ereignisse.

Das Sterben und der Tod des Patienten wurden seinem Wunsch gemäß aus der Institution wieder in die Familie hineinverlagert. Tod und Sterben werden auf diese Weise als wichtiger Bestandteil des Lebens erfahrbar gemacht und damit wieder in die gesellschaftliche Mitte gerückt. Alle unmittelbar Betroffenen erfahren sowohl Selbstwirksamkeit als auch wirksame Unterstützung.

Umsorgen oder entsorgen?

Ich mache mir weniger Sorgen um die Handvoll Menschen, die tatsächlich sterben möchten und denen ich nicht in gewünschter Weise helfen kann oder darf. Ich mache mir viel mehr Sorgen um die große Anzahl von Menschen, die leben wollen, aber sterben müssen, denen ich nicht helfen kann, weil wir uns nie kennenlernen werden. Über Sterbehilfe zu sprechen, ohne jedem Menschen wirksame Palliativversorgung anzubieten, ist in meinen Augen an Zynismus nicht zu überbieten.

Zwei Frauen – zwei Schicksale

Sophie M.

Ich möchte Ihnen auf den kommenden Seiten von Frau M. erzählen, geboren 1988, gestorben im Dezember 2014, Diagnose: Lymphdrüsenkrebs.

Die Frage, die ich vorwegschicken möchte, lautet: Wie kann sich eine junge Patientin im Alter von fünfundzwanzig Jahren, noch in der Ohnmacht der aktuellen Diagnose, dass es keine Therapiemöglichkeiten mehr gibt und sie bald versterben wird, als aktiv Handelnde erfahren? Wie kann dem Tod selbst in so einem düsteren Augenblick das Bedrohliche genommen werden?

In den vielen Monaten der Krankenhausaufenthalte erhielt Frau M. immer wieder die Möglichkeit, einen Einblick in die kunsttherapeutischen Interventionen zu bekommen, die vom Zentrum für Palliativmedizin angeboten wurden. Der Begriff Kunsttherapie war ihr mittlerweile also nicht mehr völlig fremd, vielleicht sogar schon etwas vertraut. Während des ersten näheren Treffens mit unserer Kunsttherapeutin ergab es sich zufällig, dass in ihrem Zimmer eine Visite stattfand, die ihre unheilbare Krebserkrankung nochmals bestätigte.

In dieser Situation des Schocks, der Traurigkeit, der Verzweiflung und der Ohnmacht erzählte die Patientin plötzlich von einem Bild, das sie selbst während einer Irlandreise fotografiert hatte und das sie gerne malen wollte. Sie erzählte, dass dieses Bild für sie eine große Bedeutung hätte. Es stünde für die besondere Lebenskraft, die sie in Irland spüren konnte, und da ihr Wunsch, noch einmal an diesen magischen Ort zu reisen, wohl nicht mehr realisierbar sei, wollte sie auf diese Art etwas von dieser Kraftquelle zu sich holen. Sie hatte selbst keinerlei Malerfahrung, aber es war ihr wichtig, ein schönes Bild zu malen, deshalb bat sie darum, es ihr beizubringen. Sie wollte das ohnehin immer schon lernen, sagte sie, und nun sei ganz offensichtlich der passende Zeitpunkt gekommen.

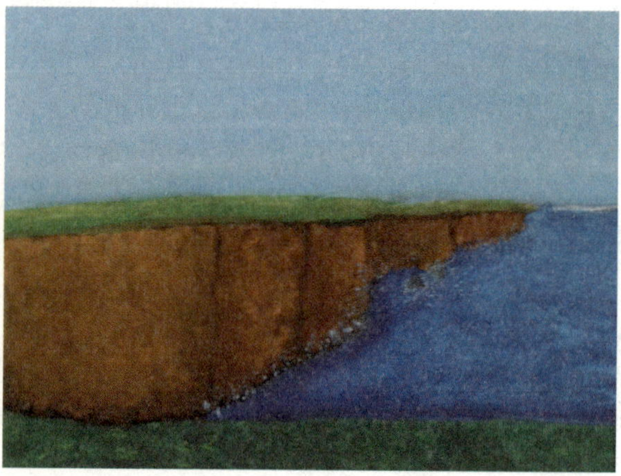

Erstes Bild
Titel: Die Küste von Irland
Größe: 30 cm × 40 cm
Technik: Gouache auf Leinwand

Schon in der ersten Intervention fiel im kreativen Prozess auf, dass es ihr unheimlich wichtig war, das Bild selbst zu malen. Es sollte ihr Bild werden. Sie hörte sehr aufmerksam zu, als ihr verschiedene Maltechniken gezeigt wurden, und probierte teilweise auf Skizzenpapier einige Varianten aus. Das Malen ermöglichte ihr, der Ohnmacht und dem Unfassbaren etwas Fassbares zu geben und vor allem selbst gestalten zu können. In der Traurigkeit durften Momente von Freude und Überraschung vorkommen: So konnte sie das Meer zum Leben erwecken (es war ihr wichtig, dass die Schaumkronen realistisch aussahen), damit das Bild gleichzeitig Nähe, Weite und Ruhe ausstrahlte.

Ganz behutsam konnte sich die Patientin nun auf ihre Erinnerungen einlassen, sie durch das Bild und die verwendeten Farben sichtbar machen und von ihren besonderen Erfahrungen, auch den spirituellen, während ihrer Irlandaufenthalte erzählen. Im gemeinsamen Gespräch und Betrachten des Bildes wurden so neue Ideen gewonnen, wie wir die von der Patientin gespürte Kraft der Natur noch einmal ins Jetzt holen konnten, direkt in ihr Krankenhauszimmer.

Dieses Bild sollte der Anfang werden in einer Reihe von insgesamt zehn Bildern, die den kompletten Prozess ihres Sterbens dokumentieren. Bilder, die der Patientin immer wieder Kraft gaben, die Symptome zu ertragen, die Last zu mindern, sich langsam mit dem Tod auseinanderzusetzen und vor allem den Blick auf ihre Lebensqualität nicht zu verlieren, ihr sogar noch mehr Aufmerksamkeit zu widmen. Durch die Malerei hatte die Patientin einen Weg gefunden, ihren tiefsten Gefühlen Ausdruck zu verleihen und sie für das Pflegepersonal, die Ärzte, ihre Familie und Freunde sichtbar zu machen, ohne komplizierte Worte finden zu müssen.

Diese Zeit war geprägt davon, dass sie immer mal wieder nach Hause durfte, manchmal nur übers Wochenende, manchmal auch etwas länger. Jedes Mal, wenn sie dann zurück ins Krankenhaus kam, wurden bereits gemalte Bilder mitgebracht, ihr Zimmer wurde von Tag zu Tag persönlicher, und die Bilder luden nicht nur zum Gespräch ein, sie wurden auch von allen Betrachtern wertgeschätzt. Die selbstgemalten Landschaften mit ihren eigenen Geschichten und Gedanken gaben der Patientin unendlich viel Kraft.

Sie konnte nun durch ihre Bilder gesehen werden. Ein herzliches, ehrliches und offenes Verhältnis prägten die letzten Monate, Wochen und Tage auf der Station, wo sie letztlich auch starb.

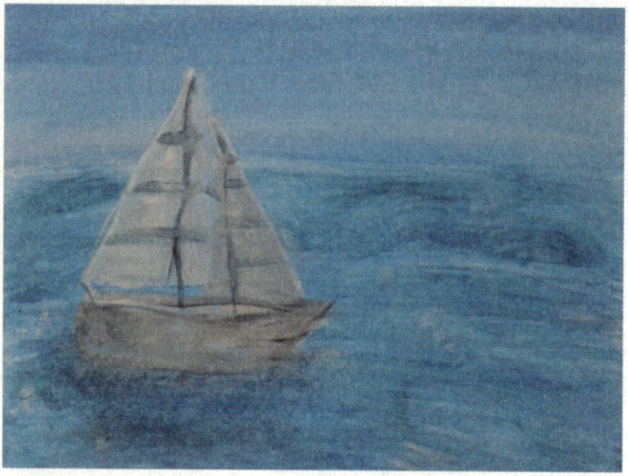

Zweites Bild
Titel: Das Segelschiff auf dem freien Meer
Größe: 30 cm × 40 cm
Technik: Gouache auf Leinwand

Wie schon im ersten Bild war es der Patientin auch hier wichtig, dass die Spiegelungen des Schiffes im Wasser und die Bewegung des Wassers mit den Schaumkronen realistisch aussehen sollten. Sie erzählte, dass sie nicht wusste, wohin das Schiff segelte, es war kein Ufer in Sicht, aber es gab die Hoffnung, dass das Boot sie tragen würde. Es fällt auf, dass das Schiff von links nach rechts fährt, aber auch, dass es ohne Steuerrad und in reduzierten Farben gehalten wurde. Zu der Zeit wurde eine letzte Chemotherapie geplant, und die Familie wollte noch einmal alles versuchen, jede Therapiemöglichkeit ausreizen. Diese Ambivalenzen sowie ihr Wunsch nach Hoffnung spiegelten sich auch in den Bildbetrachtungen wider.

Was fällt noch auf? Der Malprozess war mutiger als beim ersten Bild. Die Malwerkzeuge wurden sehr gezielt eingesetzt, und der Patientin war es nach wie vor wichtig, dass sie eigenständig malt. Bei allem, was sie an Verlust und Einschränkungen erlebte, konnte sie hier im eigenen Aktivsein weiterhin Kraft schöpfen und für sich und andere noch etwas Schönes erschaffen. Die ursprüngliche Idee, Heißluftballons mit in den Himmel zu malen, verwarf die Patientin während des Malprozesses. Ihr wurde bewusst, dass es jetzt darum geht, sich zu reduzieren, sich auf das Wesentliche zu konzentrieren, und die Ballons hätten aus diesem Blickwinkel heraus nur gestört. Es wäre einfach zu viel gewesen. In der Zeit löste sie gerade ihre Wohnung auf. »Wenn ich das überlebe, möchte ich anders wohnen«, sagte die Patientin. »Und wenn ich sterbe, muss ich meine Mutter nicht auch noch mit der Wohnungsauflösung belasten.«

◈

Möge dein Herz jenen Ort der Ruhe finden,
gesegnet mit einem Frieden,
den die Welt nicht zu schenken vermag.
Ein irisches Gedicht

◈

Die Patientin erzählte uns von diesem Gedicht, das sie in den Beileidsbekundungen eines jungen Mannes gefunden hatte, der an derselben Krankheit gestorben war. Sie hatte seinen Krankheitsverlauf im Internet in Echtzeit verfolgt. Dass sie ausgerechnet dort ein irisches Gedicht mit diesem Inhalt finden würde, hatte sie sehr berührt. Es folgte das erste sehr offene Gespräch über das Sterben, den Tod, ihr persönliches Schicksal, ihre Ängste, Wünsche und Hoffnungen. Auffällig war ihre Zuversicht, dass, egal wie viele Tage ihr noch bleiben würden, sie in dieser Zeit noch einiges erleben wollte. Ob Konzerte, Ausgehen mit Freundinnen, Zeit mit der Familie und Freunden, sie wollte keine Minute vergeuden und alles tun, was unter den gegebenen Umständen noch möglich war.

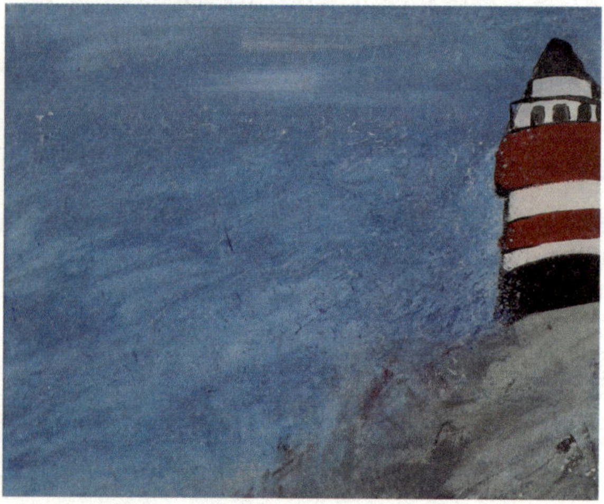

Drittes Bild
Titel: Der Leuchtturm
Größe: 20 cm × 30 cm
Technik: Gouache auf Leinwand

Schon bei der ersten Begegnung mit der Kunsttherapeutin hatte die Patientin den Wunsch geäußert, einen Leuchtturm zu malen. In der kunsttherapeutischen Symbolik ist der Leuchtturm ein Motiv, das für Orientierung steht, für den Blick in die Weite, den Überblick zu bewahren, aber auch den Schiffer auf hoher See zum Festland zu lenken, den Menschen auf dem offenen Meer, die sich in Gefahr befinden, den Weg zu leuchten. Die Frage, wo sie selbst in dem Bild sei, beantwortete sie mit den klaren Worten: »Auf dem Felsen. Ich bin dort und schaue mir alles an, auf dem Felsen bin ich sicher.«

Bei dem nächsten Bild erzählte die Patientin von den Herbstfarben, die sie im Fallen der Blätter ausdrücken wollte. Die besondere Farbenpracht dieser Jahreszeit berührte sie sehr. Sie hatte eine klare Vorstellung von dem zu entstehenden Bild und bat um konkrete Tipps, wie sie es schaffen

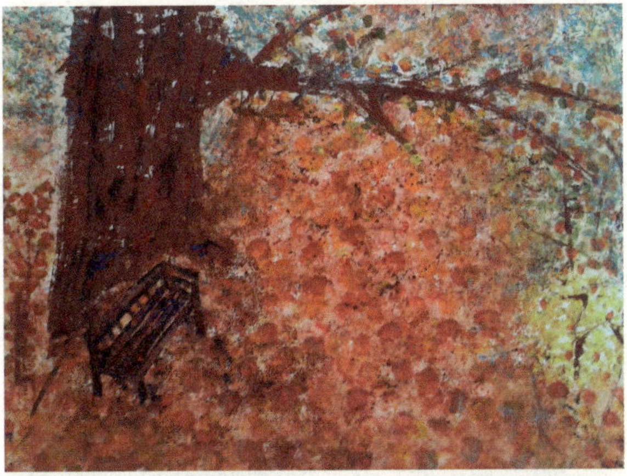

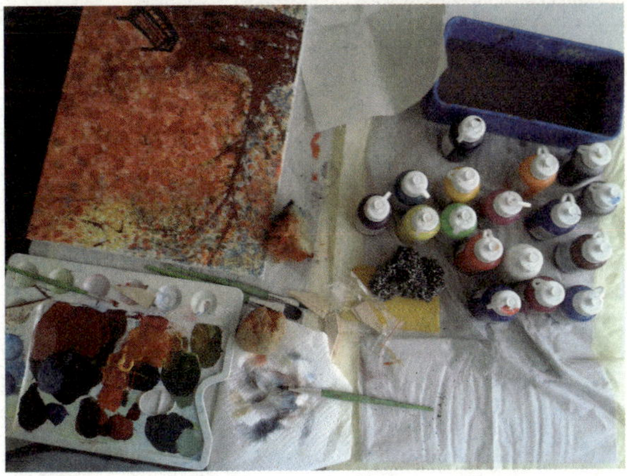

Viertes Bild
Titel: Der Herbst
Größe: 30 cm × 40 cm
Technik: Gouache auf Leinwand

könne, die Blätter so luftig wie möglich zu malen. Mit dem Naturschwamm fielen die Blätter leicht über das Bild. Der Baum, der Himmel und der Boden vereinten sich in den fallenden Blättern, was der Patientin selbst auffiel. Sie wollte noch einen kleinen Busch mit gelben Blättern hinzufügen. Gelb ist deswegen so auffällig, da es die dritte Grundfarbe ist, die sie hier in das Bild einfügt. Und aus den drei Grundfarben lassen sich, im übertragenen Sinne, alle Farben des Lebens mischen, die hier ihren Herbst erfahren. Mit etwas

Abstand betrachtet, wunderte sich die Patientin über das Gelb, das auch in den folgenden Bildern noch eine wichtige Farbe werden sollte. Die Kunsttherapeutin lud die Patientin ein, auf der Bank in ihrem Bild Platz zu nehmen. Sie erzählte uns, was sie sah und wie es sich unter dem Baum, umgeben von all den Blättern, mit direktem Blick auf das Gelb anfühlte. Diese Bank unter dem »weisen alten Baum«, von der man direkt ins Licht sehen konnte, war auch später ein immer wiederkehrender Ort vieler Gespräche.

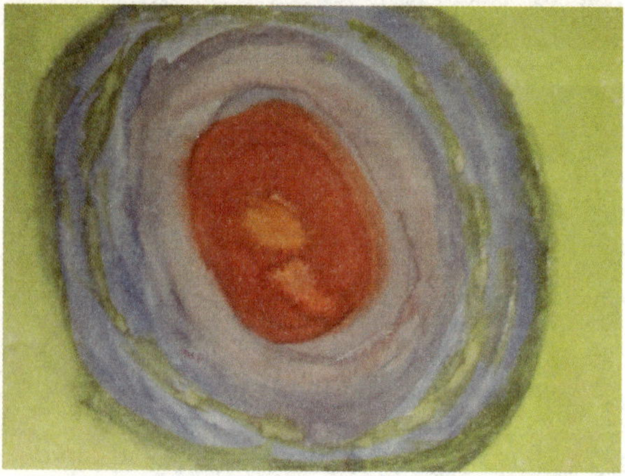

Fünftes Bild
Kein Titel
Größe: 30 cm × 40 cm
Technik: flüssige Stockmar-Aquarell-Farben auf Papier

Die von der Patientin bereits vorgedachten Bilder wurden immer wieder durch schnelle Bilder ergänzt, besonders in Situationen körperlicher Schwäche mit gleichzeitiger emotionaler Überforderung, die ein längeres Arbeiten nicht zuließen. Das spontane »Rausmalen« mit flüssigen Aquarellfarben konnte den immer wieder von Angst geprägten Gedanken Ausdruck verleihen und ihr selbst etwas Ruhe geben. Dieses fünfte Bild folgte dem Herbstbild. Die Patientin begann mit roter Farbe, die für sie ihre Angst und Schmerzen symbolisierten. Sie konnte es ohne jeden Zweifel sehr genau beschreiben. Sie war selbst ganz überrascht, dass wieder das Gelb durchschimmerte und alles umrahmte - eine Einladung an ein Gespräch über Glauben, Transzendenz, Kirche und die konkreten Wünsche zu ihrer Beerdigung.

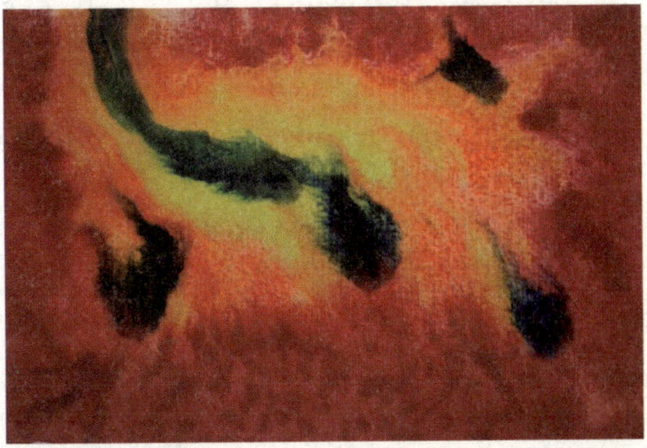

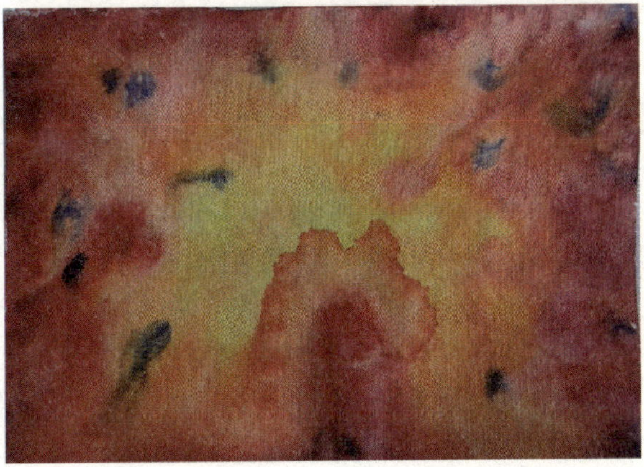

Sechstes und siebtes Bild
Kein Titel
Größe: 30 cm × 40 cm
Technik: flüssige Stockmar-Aquarell-Farben auf Papier

Die nächsten beiden Bilder entstanden ohne Unterbrechung direkt hintereinander. Die Patientin hatte an dem Tag erfahren, dass die letzte Chemotherapie keinen Erfolg gebracht hatte und somit ihre allerletzte Hoffnung gestorben war. Zuerst wollte sie nur reden und überhaupt nicht malen, doch durch die bereits erlebten Erfahrungen, wie gut ihr das Malen tat, entschied sie sich doch für ein spontanes Bild, um erneut alles »rauszumalen«. Beim Anblick des ersten Bildes erschrak sie regelrecht vor ihren eigenen Gedanken. Die Wucht der dunklen Stellen war ihr zu viel. Wir redeten über die Möglichkeit, die Farben rauszuwaschen oder ein ergänzendes Bild zu malen, so dass sie das erste Bild im aktuellen Zustand stehen lassen konnte und es vielleicht sogar wichtig sei, die Angst vor dem Tumor sichtbar zu machen. Die Patientin entschied sich für ein zweites Bild und fing mit den gleichen Farben an, jedoch war sie im Farbauftrag leichter und offener. Das »Rausmalen« tat ihr unendlich gut, sie wurde von Minute zu Minute entspannter. »Es gehört alles zusammen«, sagte sie, »aber ich schaue auch, was mir trotz allem gut tut.« Erneut fiel ihr das Gelb auf, das Licht, Weite und Ruhe brachte – in das Bild und in ihr Herz.

Im Gespräch ergab sich die Idee, einen Lebensbaum zu malen. Dieser Baum entstand in drei Etappen: ein erster Versuch auf einem weißen Notizblock, danach verlangte die Patientin sofort ein größeres Papier. Als gelernte Ergotherapeutin erzählte sie, dass sie das auch mit ihren Patienten ausprobieren würde, sollte sie jemals wieder arbeiten können. »So einen Baum zu gestalten, vielleicht alle zusammen, das wäre schon schön«, sagte sie leicht träumend. Aus ihrer Idee wuchs der Gedanke, dass auch zu ihrem Lebensbaum viele Menschen gehörten. Sie seien wie Äste in verschiedenen Farben, Größen, Formen. Irgendwie fremd, aber trotzdem seien sie Teil ihres Baumes.

Der Lebensbaum benötigte mehrere Interventionen, um fertig zu werden. Auffällig waren im malerischen Prozess die vielen Schichten. Als ihr Lebensbaum so weit vollendet war, begann sie damit, kleine Postkarten nur mit Ästen zu malen – Äste, die für ihre Familie und Freunde standen,

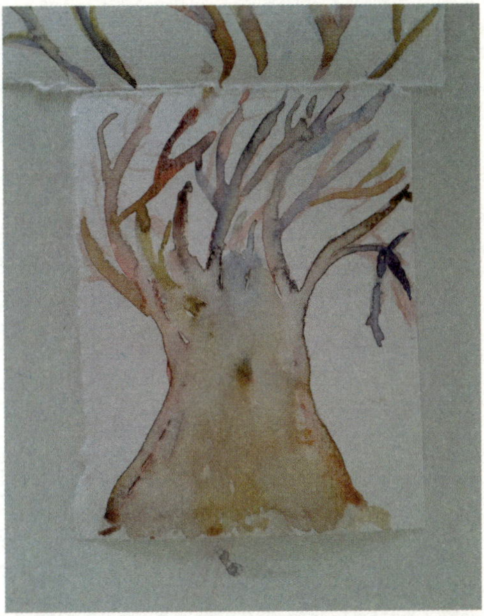

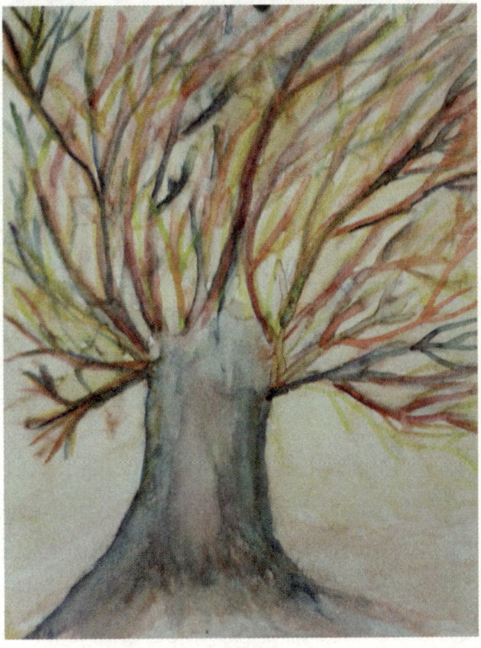

Achtes Bild
Titel: Der Baum des Lebens
Größe: (oben) Vorgemalter Entwurf 10 cm × 15 cm; (unten) fertiges Bild 30 cm × 40 cm
Technik: flüssige Stockmar-Aquarell-Farben auf Papier

als könnte sie mit ihnen ihren Baum vergrößern. Sie wollte damit ihr nahestehenden Menschen zeigen, wie dankbar sie war, sie kennen zu dürfen. Während sie die Äste malte, änderte sie parallel ständig die Dicke des Baumstamms. Er wurde kräftiger und plastischer und verband sich immer mehr mit der Erde. »Der Baum allein passt nie aufs ganze Bild«, sagte sie etwas überrascht, »als wollten die Äste für die Freunde und Familie gesehen werden. Vielleicht aber auch einfach nur: Ich will noch leben, nicht sterben!« Aus dieser Betrachtung heraus setzte die Patientin wieder einen Gelbton auf das gesamte Bild und empfand es damit als stimmig. Sie fühlte sich sichtlich erleichtert, spürte eine Verbundenheit mit der Erde und fand es schön, »wie alles zusammengehört«.

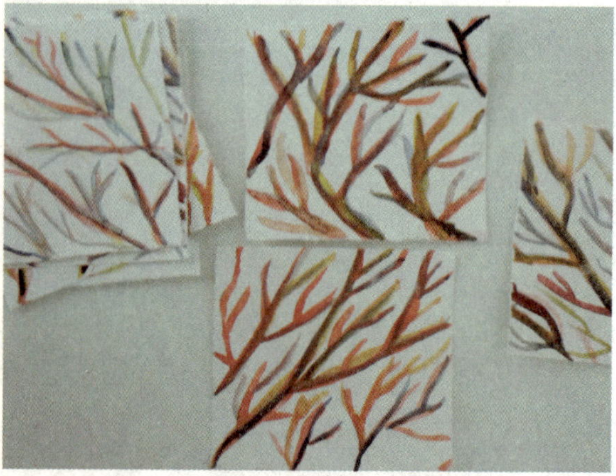

Foto:
Viele kleine Postkarten

Die Interventionen waren von einem gemeinsamen Austausch mit unserer Musiktherapeutin geprägt, mit der die Patientin nicht nur Klänge zu ihrem Lebensbaum fand, sondern auch eine Melodie mit eigenem Text – zu ihrer Situation, ihrem Leben, ihren Träumen. Es entstand ein Lied, das die Patientin in Begleitung eines Akkordeons aufnahm und an Weihnachten, kurz vor ihrem Tod, noch der ganzen Familie vorsingen konnte. Es war ihr Wunsch, offen über alles »reden« zu können, auch wenn es sie viel Überwindung kostete. Sie schenkte jedem ihrer »Äste«, also der Familie und ihren engsten Freunden, eine CD. Als Cover waren die kleinen Postkarten eingelegt. Der Lebensbaum war auch im Hintergrund der späteren Todesanzeige zu sehen.

Kraft, Mut, Zuversicht ...

Kraft, Mut, Zuversicht ...
Plötzlich war alles anders,
Ich wurde aus dem Leben gerissen,
Und wusste nicht, wie mir geschieht
Und was noch kommen wird.

Kraft, Mut, Zuversicht ...
Hoffnung ist da, wenn alles bricht,
Glaube, Liebe, Hoffnung.
Zum Glück gibt es gute Freunde,
Die einem zur Seite steh'n und unterstützen.
Man lernt das Leben zu schätzen,
Auch die kleinen Dinge und genießt jeden Augenblick.

Kraft, Mut, Zuversicht ...
Aufgeben stand nie zur Option.
Ich wusste, es wird ein harter Kampf,
Dessen Ausgang offen ist, der noch offen ist ...

Kraft, Mut, Zuversicht ...
Fast täglich kamen schlechte Nachrichten,
Die einem die Hoffnung nahmen,
Aber nicht die Lust am Leben,
Das will ich noch genießen.

Kraft, Mut, Zuversicht ...
Ich will noch so viel erleben.
Und das Leben genießen
Und viel von der Welt seh'n.
Doch bleibt mir dafür die Zeit?
Ich weiß es nicht.

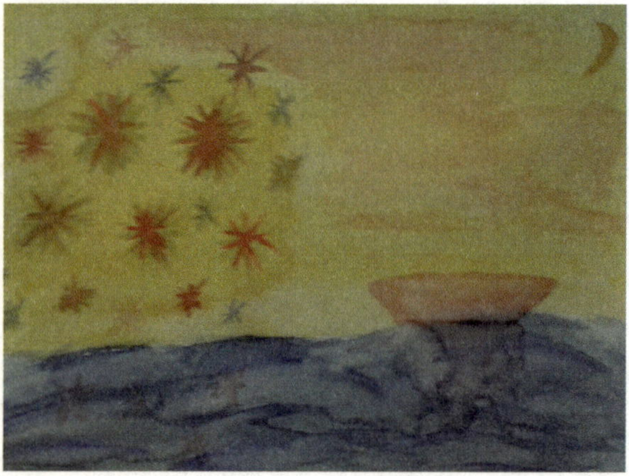

Neuntes Bild
Titel: Hinten bei den Sternen
Größe: 30 cm × 40 cm
Technik: flüssige Stockmar-Aquarell-Farben auf Papier

Ein weiteres Bild, das zweieinhalb Wochen vor ihrem Tod spontan entstand. »Hinten bei den Sternen«, lächelte sie, »da ist eine Insel. Sie ist schön. Ich kann sie nicht sehen, aber ich weiß, dass sie da ist. Ich halte inne, liege dort in dem Boot und kann mich treiben lassen, dort geht es mir gerade gut. Ich kann das Boot nicht mehr steuern.«

Das wartende Boot ohne Ruder. Im Malprozess wurde der Schatten sehr wichtig, gleichzeitig wunderte sie sich darüber, dass sie den Himmel gelb gemalt hatte und nicht blau. Das Bild entstand in der Vorweihnachtszeit, einer Zeit, in der die Patientin all ihren Mut zusammennahm, um mit ihren Angehörigen über den Tod zu reden und darüber, was sie sich für ihre Beerdigung wünscht. Ihr war bewusst, dass ihre Mutter und Tante auch weiterhin an alternative Therapien glaubten und erkannte, dass es ihr nicht gelingen würde, ihnen diese Hoffnung zu nehmen. Manchmal hoffte die Patientin selbst noch ein bisschen mit, aber sie sah zunehmend realistischer, annehmender und ruhiger ihrem Sterben entgegen.

Spannend ist bei diesem Bild die Anzahl der Sterne, die sich am Himmel befinden, mit dem Blick auf die Zeit, die die Patientin ab diesem Tag noch gelebt hat. Die Anzahl der Sterne spiegelte erstaunlicherweise exakt die noch verbleibenden Lebenstage wider. Susan Bach beschreibt in ihrem Buch »Das Leben malt seine eigene Wahrheit« ähnliche Erfahrungen in den spontanen Bildern von schwerkranken Kindern. Gerade wenn Zahlen öfter vorkommen, ob in Form

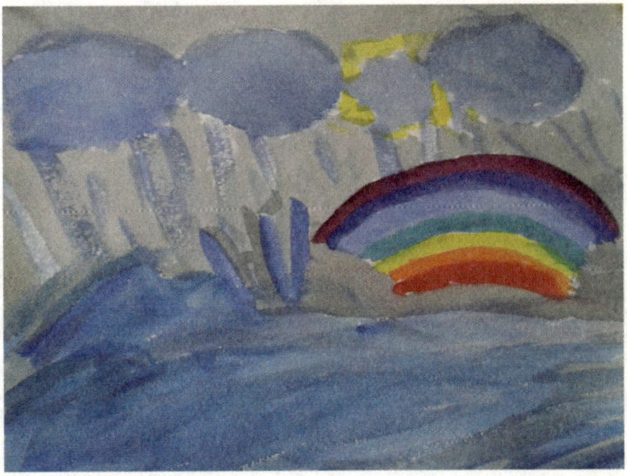

Letztes Bild
Titel: Der Regenbogen
Größe: 30 cm × 40 cm
Technik: flüssige Stockmar-Aquarell-Farben auf Papier

von Leitersprossen, der Anzahl von Blättern oder Ästen. Es sind allerdings mehr Beobachtungen als tatsächlich wissenschaftlich erforschte Theorien.

Der Regenbogen ist in der Palliativversorgung ein immer wiederkehrendes Symbol in den Malprozessen. Susan Bach sieht ihn in unserer Schöpfungsgeschichte als ein sichtbares Zeichen von Gottes Bund mit Noah für den Frieden von Himmel und Erde. In der nordischen Mythologie galt es für Kinder als gefährlich, diesen anzuschauen, weil sie zu früh über die Regenbogenbrücke zu den Göttern hätten geholt werden können. Sie erklärt aber auch den positiven Aspekt, dass man einen Topf voll von Gold finden wird, wenn man sich traut, dem Regenbogen bis zum Ende zu folgen. In der Folklore wird »der Regenbogen als ein Weg in den Himmel beschrieben, den die Seele nimmt, wenn sie den Körper verlassen hat«.

Im zehnten und letzten Bild der Patientin war der Regenbogen diese Verbindung von Erde und Himmel. Die Sonne ging zurück, auch wenn sie noch leicht verdeckt hinter einer Regenwolke zu sehen ist. Interessant ist, dass die Farben des Regenbogens genau umgekehrt zur Realität gemalt wurden, unten das Rot und oben der Lila-Magenta-Ton – ein »Rückweg«.

Die Patientin blieb beim Wassermotiv, dem Element, das ihr immer Kraft gab und mit dem sie die Begriffe »Im Fluss sein« und »Weite« verband. Sie war bereits sehr geschwächt. In der Beobachtung der Wolken, von rechts nach links gezählt, begegneten wir uns wieder am Tag der zurückgehenden Sonne. Die Familie dachte noch immer über weitere alternative Therapien nach – die Akzeptanz des Todes und vor allem des baldigen Todes erreichte noch nicht ihr

Bewusstsein. Ganz anders die Patientin. Sie war vorbereitet. Trotzdem entschieden wir uns, es der Kunsttherapeutin zu überlassen, aufgrund der Nähe und des Vertrauens durch die Bilder, ihr mitzuteilen, dass sie wahrscheinlich nur noch wenige Tage leben wird. Mit den Bildern als Grundlage, mit Blick auf die noch nicht gemalte Insel, antwortete sie nur: »Ach, ist es schon so weit? Dann möchte ich ganz schnell die Menschen anrufen, die mir wichtig sind, dass sie sofort kommen und ich mich verabschieden kann.«

Sie konnte zu diesem Zeitpunkt schon kaum noch sprechen und bat darum, ihr bei den Telefonaten zu helfen. Ihre Familie war bereits anwesend und wurde von der Psychotherapeutin unseres Teams begleitet. Die entstandenen zehn Bilder konnten diese Gespräche ebenfalls stützen. Die besten Freundinnen kamen zusammen. Diesen intimen Moment wollte die Patientin gerne allein mit ihnen haben. Sie starb an diesem Tag, am Ende der Wolkenreihe.

Anna

Was Sie nun lesen werden, ist ein Text, den meine Patientin Anna Spies geschrieben hat. Sie wurde 1988 geboren und starb Ende 2015, Diagnose: Knochenkrebs mit Hirnmetastasen.

»This is the end ... vor fast einem Jahr, im Mai 2013, befand ich mich an einem Punkt, da ging mir genau dieser Gedanke durch den Kopf. Ich saß im Krankenhaus und hatte gerade erfahren, dass ich einen Gehirntumor sowie wahrscheinlich einen weiteren Tumor im Hüftbereich habe. Aus den Gesichtern der Ärzte war deutlich abzulesen, dass es nicht gut für mich aussieht. Ich war alleine im Krankenhaus und begriff das alles nicht. Während ich auf meine Familie wartete, sah ich schon meine eigene Beerdigung vor Augen, überlegte, welche Musik gespielt werden sollte und das Wichtigste überhaupt: Was würde mit meinem Sohn geschehen? Ich hatte ihm doch versprochen, immer für ihn da zu sein, ihn in seinem Leben zu begleiten. Wollte noch so viel mit ihm unternehmen und erleben. Sollte das alles nicht mehr möglich sein? So vieles ging mir durch den Kopf. So vieles und eigentlich auch nichts. Die Beruhigungstabletten begannen zu wirken, meine Familie kam und ich erzählte ihr von der Diagnose, als hätte ich einen einfachen Schnupfen.

Ich fühlte mich wie in einer Luftblase. Eine Woche zuvor schaute ich meinem Sohn noch beim Karussellfahren zu, brachte ihn mit dem Fahrrad zum Kindergarten, verabredete mich mit Freunden. Ich stand »mitten im Leben«, wie man so schön sagt. Da lag ich nun, von allem total überrannt. Alles wirkte so unwirklich, und doch merkte ich, dass es dem Ende zugeht. Mein Zustand verschlechterte sich täglich, und keiner wusste so richtig, wie es weitergehen würde. Ob es überhaupt weitergehen würde. So vieles musste noch geregelt werden. Ich meine, wer denkt denn mit fünfundzwanzig Jahren daran, eine Patientenverfügung zu erstellen oder eine Sorgerechtsverfügung aufzusetzen? Mit fünfundzwanzig sollte so etwas keine Rolle spielen. Mit fünfundzwanzig fängt das Leben doch erst richtig an und endet nicht plötzlich. Mein Augenlicht verschlechterte sich zunehmend. Ich hatte Angst. Angst vor dem, was passiert, und dass mir die Zeit nicht mehr reichen würde, um das Notwendigste zu erledigen. Auch wenn wir wissen, dass das Leben zeitlich begrenzt ist, ist es doch merkwürdig, wie viel Bedeutung die Zeit bekommt, wenn sie knapp zu werden droht.

Dann ging alles ganz schnell. Ich wurde am Kopf operiert, und der Tumor bestmöglich entfernt. Das Augenlicht auf dem rechten Auge konnte gerettet werden. In der Hinsicht war ich froh, dass alles so schnell ging und ich kaum Zeit zum Überlegen und Grübeln hatte. Tage voller Schmerzen kamen auf mich zu. Der Schmerz im linken Bein und am Steiß kam immer unerwartet und in heftigen Schüben. Ich schrie und weinte und wollte nur, dass es endlich aufhört. Jede Untersuchung wurde zur Tortur. Ich konnte kaum noch etwas selbständig machen und lag nur noch im Bett. Irgendwann wurde dann auch komplette Bettruhe verordnet, da die Ärzte besorgt waren, dass etwas brechen könnte. Der Krebs hatte meine Knochen stark angegriffen, mein Becken und meine Hüfte waren instabil. Es folgten sieben Zyklen Chemotherapie, die letzte im Dezember 2013. Die meiste Zeit verbrachte ich im Krankenhaus, die Therapie schlug gut an. Im Januar folgte dann die hochdosierte Chemotherapie mit autologer

Stammzellentransplantation. Fünf weitere Wochen Krankenhaus. Ich bekam wenig Besuch, für Kinder war diese Station völlig verboten. Das war das Schlimmste für mich. Mir ging es nicht gut und ich sehnte mich nach meiner Familie, meinen Freunden, meinem Sohn. Auch meinen Geburtstag verbrachte ich dort, aber ich wollte niemanden sehen oder hören. Was gab es schon zu feiern? Ich war krank und mir ging es schlecht. Happy Birthday? Nein, danke!

Immerhin schlug die Therapie gut an. Als der Arzt mir das Ergebnis des PET-CT mitteilte, musste ich weinen. Über jeden Teilerfolg, so wichtig er war, fiel es mir trotzdem so schwer, mich zu freuen. Ich wusste ja, dass ich trotzdem nicht gesund bin und wahrscheinlich auch nie wieder ganz gesund sein werde, dass ich immer mit der Angst leben muss, dass sich der Krebs weiter in meinem Körper ausgebreitet hat. Doch in diesem Moment spürte ich für einen kurzen Augenblick pure Erleichterung. Die Strapazen der letzten Wochen und Monate waren nicht umsonst.

Zurzeit bin ich wieder stationär im Krankenhaus zur Bestrahlung. Das soll vorerst meine letzte Station hier sein, bevor ich in die Reha darf. Auf dieser Station werde ich erstmals psychologisch betreut. Während meiner langen Krankenhausaufenthalte hatte ich viel Zeit zum Nachdenken, zum Weinen, zum Grübeln, aber auch zum Verdrängen. Ich habe viele Gefühlslagen durchgemacht und irgendwie einen Weg gefunden, das alles zu überstehen. Ich habe mir das alles nicht gewünscht, vor allem kam das in meiner Planung so nicht vor. Doch das Leben kommt, wie es kommt. Irgendwie wird sich früher oder später alles zum Guten wenden – nach diesem Motto habe ich zumindest gelebt. Auch wenn es das Leben einem nicht immer so einfach macht und man oft nicht weiß, wie es weitergehen soll, so war ich stets optimistisch.

Doch meine Krankheit macht es mir besonders schwer. Durch meine eingeschränkte Mobilität (ich bin die meiste Zeit im Bett und für wenige Stunden im Rollstuhl) und die enorme Hilfsbedürftigkeit bei den einfachsten Dingen wie Waschen, An- und Auskleiden etc. fällt es mir oft schwer, mich nicht als Last für meine Familie zu sehen und daran zu glauben, dass alles gut und besser werden wird.

Von mir aus hätte ich wohl keine Therapie und psychologische Betreuung verlangt, deshalb bin ich nun umso dankbarer, dass es mir hier angeboten wurde. Ich merke, wie sehr es mir hilft, das alles zu verarbeiten und einen Weg zu finden, damit umzugehen. So lernte ich auch die Kunsttherapie kennen. Bis vor ein paar Wochen hatte ich mit Kunst relativ wenig zu tun. Selbst gemalt habe ich schon gar nicht. Mittlerweile habe ich aber meinen Spaß daran gefunden. Noch mehr als das, es gibt mir Kraft und Raum für Gefühle, um sie zuzulassen und auf eine besondere Art auszudrücken. Ich bekomme dadurch die Möglichkeit, Dinge auch von einem anderen Blickwinkel aus zu betrachten.

Als mich die Kunsttherapeutin zum ersten Mal besuchte und ihre Utensilien auspackte, war ich aufgeregt. Die leere Leinwand machte mir Angst. Man bekommt automatisch Angst davor, einen falschen Strich zu setzen und damit alles zu versauen. Wie sollte ich da ein schönes Bild hinzaubern? Ich bekam den Tipp, die Augen zu schließen und als Rechtshänderin einfach mit der linken Hand drauflos zu malen. Anfangs war das ein befremdliches Gefühl, aber ich tat es einfach, griff nach den Buntstiften und kritzelte wild drauflos. Dadurch verlor ich die »Angst«, etwas falsch zu machen und war gespannt, was noch alles passieren würde. Zur Auswahl standen auch flüssige Gouachefarben. Noch immer hatte ich keine Idee, was für ein Bild entstehen sollte, also ließ ich mich

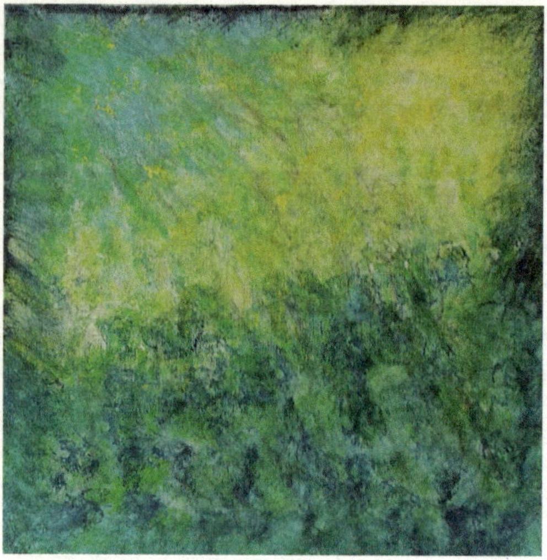

Erstes Bild
Titel: Der Blick von oben über den Dschungel
Größe: 30 cm × 30 cm
Mischtechnik: dicke Stabilostifte und Gouache auf Leinwand

einfach von den Farben führen. Zum Auftragen der Farbe bekam ich einen Schwamm. Ich tunkte ihn in die Farbe und ließ mich überraschen, was auf der Leinwand passieren würde. Ich tupfte und strich einfach drauflos. Zuerst verwendete ich unterschiedliche Grüntöne. Als Kontrast und Highlight wählte ich ein strahlendes Gelb, das mich an die Sonne erinnerte. Dazu wiederum gehörte etwas Blau und Türkis, was mich an den Himmel und das Meer denken ließ. So kam ein Farbklecks zum anderen, und langsam bekam ich ein Gefühl dafür, was dem Bild noch fehlte, an welchen Stellen das Gelb noch mehr strahlen musste und wo ein noch helleres oder dunkleres Grün benötigt wurde. Irgendwann legte ich den Schwamm zur Seite. Das Bild fühlte sich vollständig an, es war fertig.

Nun betrachtete ich das vollendete »Kunstwerk« mit meiner Therapeutin. Während des Malens musste ich nicht einmal an meine Erkrankung denken. Hatte den Kopf weitestgehend ausgeschaltet und mich einfach auf dieses Erlebnis eingelassen. Doch wurde mir jetzt bewusst, dass ich meine ganze Gefühlslage, meine ganze Erkrankung mit den Ängsten, Unsicherheiten, Ungewissheiten sowie Hoffnungen in diesem Bild zum Ausdruck gebracht hatte. Ich wählte die Farbe Grün, weil sie meine Lieblingsfarbe ist. Mit ihr verbinde ich Natur, Pflanzen, Freiheit, Glück, und man sagt ja auch, sie sei die Farbe der Hoffnung. Das Bild erinnert mich an einen verworrenen Dschungel, schwer zu durchschauen. Auf meine Erkrankung trifft das auch zu. Der Krebs ist für mich nicht fassbar und macht mir das Leben und Überleben doch so schwer. Ich stand schon öfter an einem Punkt, an dem ich nicht wusste, wie und wo es weitergehen wird. Dunkle Momente! Das Gelb wiederum leuchtet sehr kräftig auf und strahlt über das ganze Bild. Es wirkt wie die Sonne, nur noch kräftiger. Es bringt Licht ins Dunkel und ist, aus der Perspektive des Dschungels, ein echter Lichtblick. Ich sehe darin die Hoffnung, die aus der Ungewissheit und den Unsicherheiten heraus leuchtet und mir zeigt, wie es weitergeht.

Im Leben geschehen so viele Dinge, die wir nicht verstehen können, die uns zu Boden reißen und alles durcheinanderwirbeln. Orientierungslos am Boden zu liegen, auf das Bild bezogen, noch unter dem Dickicht des Dschungels versteckt zu sein, ist eine furchtbare Vorstellung. Umso wichtiger war es mir, das Gelb besonders hervorzuheben. Denn auch wenn meine Situation noch so schlimm war und ist, gibt es immer dieses Leuchten. Ich habe mich nie damit abgefunden, dass das hier jetzt das Ende sein soll. Es geht immer irgendwo weiter. Irgendwie. Es muss. Manchmal ist das Licht ganz klein und schwach. Es beunruhigt mich, weil ich den Weg dann nicht mehr sehen kann. In diesen Momenten ist meine Familie da, meine Freunde, um das Licht wieder anzufeuern. Man muss sie nur lassen.

Eine weitere wichtige Farbe ist das helle Blau oder Türkis

in der oberen linken Ecke. Wie schon erwähnt, erinnert sie mich an den Himmel und ans Wasser. Gedanken wie Freiheit, Klarheit, Frische, unendliche Weite kommen beim Betrachten des Bildes auf: meine Wünsche, Träume und Hoffnungen. Ich wäre gerne frei. Frei von Ängsten, frei von Behinderungen, frei von Einschränkungen, frei von Schmerzen, frei von Krankheiten. Ich würde mich besser fühlen, hätte ich Klarheit über das, was noch passiert. Ich würde gerne wieder durch den Wald spazieren, den Wind spüren und die Natur beobachten. Ich sage nicht, dass ich mein altes Leben zurückmöchte, aber ich hätte gerne ein eigenständiges und uneingeschränktes Leben, ohne auf die Hilfe anderer angewiesen zu sein.
Wie ein Rahmen ist um das Bild ein sehr dunkles Grün zu sehen. Es liegt wie ein Mantel um die »Sonne«, um den »Himmel«. Es verdeutlicht, dass meine Krankheit allgegenwärtig ist und immer einen Schatten mit sich zieht. Doch ich kann Einfluss darauf nehmen, wie groß der Schatten wird und wie stark er mein Leben bestimmt. Licht wirft immer irgendwo einen Schatten. Es kommt darauf an, von welcher Stelle aus man auf das Licht schaut. Mal ist der Schatten größer, mal ist er kleiner. In dem Bild sind die vergangenen Monate der Erkrankung, die gegenwärtige Situation und ein Blick in die Zukunft vereint. Es spendet mir Trost, macht mir Mut und gibt mir Kraft. Von wie vielen Bildern kann man das schon behaupten? Ich bin von dieser Erfahrung wirklich überwältigt und würde mich freuen, wenn es anderen nur einen Bruchteil von dem geben kann, was es mir gibt.

Mein zweites Bild entstand mit dem Hintergrund, mich auf die Suche nach einem »Kraftbild« zu machen. Etwas, an das ich in Zeiten, in denen es mir schlechtgeht, denken kann. Was mir Freude bereitet, mich aufbaut und mir Kraft gibt. Spon-

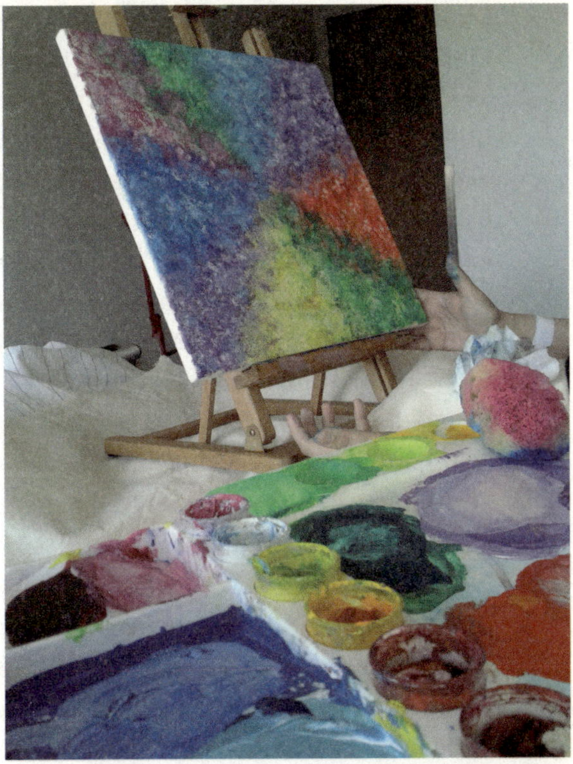

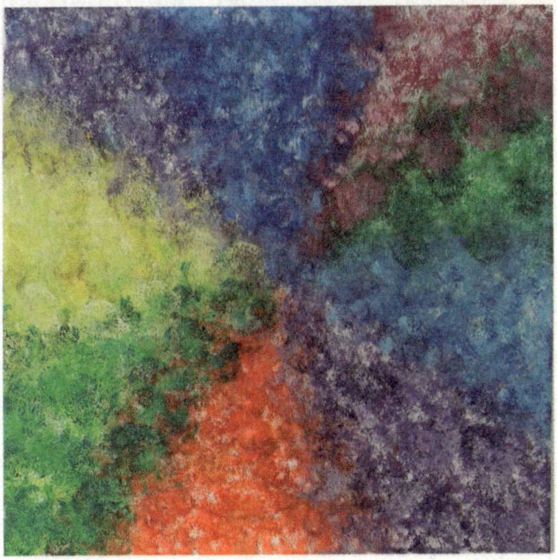

Zweites Bild
Kein Titel
Größe: 40 cm × 40 cm
Mischtechnik: dicke Stabilostifte und Gouache auf Leinwand

tan musste ich an Blumen denken. Keine bestimmte Sorte. Einfach schöne, bunte und gut riechende Blumen. Ich wandte wieder die gleiche Technik wie beim ersten Mal an. Augen zu und los! Ich bemalte mit Holzstiften blind die ganze Leinwand. Zu erkennen waren viele Spiralen, in den unterschiedlichsten Farben. Dann kamen wieder die Gouachefarben und ein Schwamm zum Einsatz. Ich ließ mich von meinem Gefühl leiten und wählte die Farbtöne aus dem Bauch heraus. Was ich genau malen wollte, wusste ich nicht. Ich hatte nur die Blumen im Kopf und versuchte, ohne viel nachzudenken, meiner Intuition zu folgen. Eine Farbe kam zur nächsten: Lila, Rot, Orange, Grün, Gelb, Dunkelblau, Hellblau, Türkis, Rosa und Pink. Alles formte sich zu einer Art Rad. Die einzelnen Farbfelder erinnern an die Speichen eines Fahrrades, das in Bewegung gesetzt wird. Es fängt an sich zu drehen, die Farben fließen ineinander über und scheinen am Ende eins zu werden. Gedreht hat sich das Bild auch während des Malprozesses. Ich stellte es mehrmals auf den Kopf, um es aus einem anderen Blickwinkel zu betrachten. Auch wählte ich von jeder Farbe jeweils einen hellen und einen dunkleren Ton aus. Damit kam für mich mehr Leben, mehr Bewegung in das Bild und machte es insgesamt interessanter. Ich weiß nicht, warum, aber es war mir wichtig, dass die einzelnen Farben sich nicht klar voneinander abgrenzen, sondern ineinanderfließen.

Das Bild lädt zum Träumen ein und macht das Unsichtbare sichtbar. Die Farben kommen aus meinem tiefsten Inneren. Diese Erkenntnis trat erst nach und nach in mein Bewusstsein. Auch was die verschiedenen Farben für mich bedeuten, war für mich nicht sofort erkennbar. Die Farbe Rot mag ich eher weniger. Ich habe mir nicht wirklich viele Gedanken darüber gemacht, warum das so ist. Mittlerweile steht sie für die vielen Schmerzen, physische wie auch psychische, die ich während meiner Krankheit erleben musste. Ich verbinde viel Negatives damit, aber ich versuche, optimistisch zu bleiben. So sehe ich nicht nur das rote Feuer, das gefährlich heiß und zerstörerisch ist, sondern auch die Wärme und das Licht, welches es spendet. Grün ist meine Lieblingsfarbe. Mit ihr verbinde ich nur Positives. Sie erinnert mich an die Natur, den Kreislauf des Lebens und die Hoffnung, dass das Leben auch immer wieder etwas Gutes bereithält. Das befreiende Gefühl von Schwerelosigkeit, wenn man ins Wasser eintaucht, steckt in der blauen Farbe. Es hat eine erfrischende Klarheit, reinigt und gibt Energie. Es ist fast so, als könne sie alles Schlechte von mir wegspülen und mir ein neues, unbeschwertes Lebensgefühl geben. Das gelbe Farbfeld leuchtet besonders und strahlt über das ganze Bild.«

Beschreibung des dritten Bildes: Ein Baum gefüllt mit Nestern. Der Sohn beschrieb sich als Biene, die überallhin fliegen kann. Manche Nester sind bedroht, manche geben Ruhe. Es ist nicht leicht, überall hinzufliegen. Manchmal braucht die Biene eine Leiter. Da ist auch noch ein Maulwurf, unten im Gebüsch.

Das Bild konnte ein achtsames Gespräch zwischen Mutter und Sohn ermöglichen, in dem der Sohn von den Abenteuern der Biene erzählte und auf diese Weise seine Ängste und Gedanken zum Ausdruck brachte.

Im gemeinsamen Malprozess konnten außerdem »Kraftorte« gefunden und gemalt werden. Das große Nest trägt ein großes Herz mit einem kleinen Herz, wo sich die Biene geborgen fühlt. Unter dem gelben Dach befindet sich ein großer Futtervorrat für die Biene, eine Beschreibung des Zuhauses der Schwester der Patientin, aber auch ein Ausdruck der Liebe zwischen Mutter und Sohn. Die gemeinsame Interven-

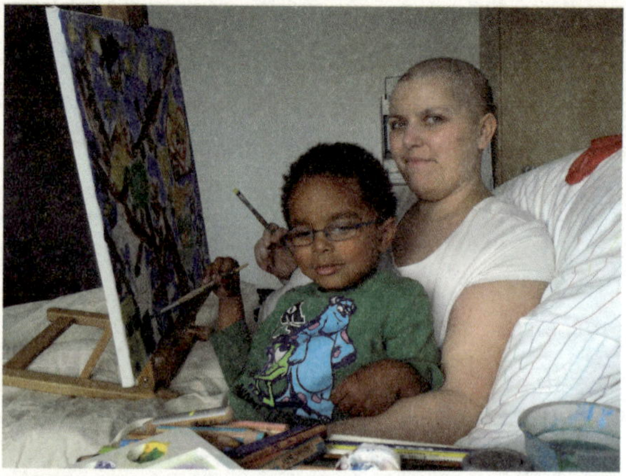

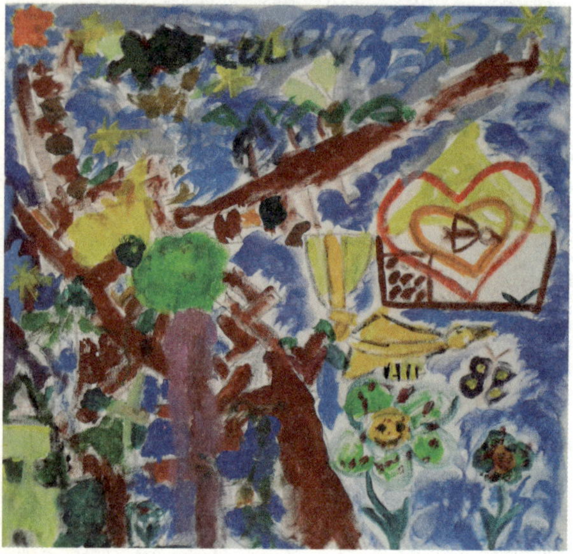

Drittes Bild (gemeinsam gemalt von Mutter und Sohn) Titel: Ein Baum mit Nestern Größe: 40 cm × 40 cm Mischtechnik: dicke Stabilostifte und Gouache auf Leinwand

tion mit dem Sohn während des ersten Krankenhausaufenthaltes ermöglichte auch eine Brücke zwischen Mutter und Sohn, über die sie immer wieder gemeinsam gehen konnten. Sie fanden eine gemeinsame Bildsprache, wenn Worte nicht möglich waren oder sehr schwerfielen.

Nach späterem Erzählen der Patientin diente das Bild auch zu Hause immer wieder für gemeinsame Gespräche, um Gedanken und Ängsten weiter aktiv einen Ausdruck zu geben. Die Mutter konnte dadurch erkennen, wie es dem Sohn mit ihrer Krankheitsverarbeitung ging, welche Bedürfnisse er hatte, und konnte so besser darauf reagieren, auch im eigenen Erzählen. Und der Sohn wiederum nahm aus dem Besuch im Krankenhaus durch das Malen des Bildes die positive Erinnerung mit, dass die Mama dort nicht nur leidet, sondern auch etwas Schönes erleben kann.

Im Oktober 2015 muss Anna Spies wieder in die Klinik. Schmerzhafte Metastasen an den Rippen und eine neue Hirnmetastase bereiten ihr große Schmerzen. Zudem ist die linke Gesichtshälfte gelähmt.

Auf ihrer Facebook-Seite schreibt sie:

»Ich bin krank ... schwerkrank ... todkrank ... Das zu sagen, fällt mir schwer. Es klingt so endgültig ... negativ, und eigentlich ging es mir die ganze Zeit immer wieder etwas besser ... Seit der Diagnose 2013 ... habe ich viel mitgemacht und glücklicherweise hat jede Therapieform angeschlagen. Nun geht's mir seit einiger Zeit nicht mehr so gut ... Schon seit Wochen habe ich vermehrt Schmerzen und kann dadurch immer weniger am normalen Alltag teilhaben ... Es wurde ein neuer Tumor zwischen den Rippen festgestellt ... Darum kam ich wieder ins Krankenhaus ... zuversichtlich, dass es sich gut behandeln lässt ... Doch in den letzten Tagen und Stunden ging es mir noch schlechter ... Ich habe Lähmungserscheinungen im Gesicht ... Schmerzen ... Es ist noch ein weiterer Tumor im Kopf gewachsen ... an einer sehr ungünstigen Stelle ... Sie versuchen, den Bereich zu bestrahlen und hoffen, dass es anschlägt ... momentan die einzige Möglichkeit ... Ich bin zuversichtlich ... Bisher ist immer alles gutgegangen ... Aber in Wirklichkeit ist es so ... Niemand kann sagen, was morgen sein wird ... Die Ärzte meinen, wir müssen alles in Betracht ziehen ... Regeln, was zu regeln geht ... Warum schreib ich das hier? Viele fragen, wie es mir geht ... und es wird viel erzählt und interpretiert ... Aber es ist kein Geheimnis, und ich weiß selbst nicht, wie es mir geht ... Niemand möchte hören, dass er nicht mehr lange zu leben hat ... Ich kann das auch nicht verstehen oder glauben ... Es ist einfach nur ein großer Wirrwarr im Kopf ... Ich weiß auch gar nicht, was ich schreiben soll, nur dass ich euch dran teilhaben lassen möchte ... Ich bin froh, so tolle Menschen kennengelernt zu haben ... Jeder Einzelne trägt zu einer Erinnerung in meinem Leben bei, die mich alle zu dem Menschen gemacht haben, der ich heute bin ... Ich wünsche mir noch sehr viele schöne Erinnerungen ... für mich ... meinen Sohn ... meine Familie ... meine Freunde ... Heute ist ein guter Tag und ich glaube daran!«

Ein zweiter Eintrag:

»Danke für eure Worte ... Obwohl es hierfür eigentlich keine Worte gibt ... die ich auch gar nicht erwarte ... Ich wüsste selbst nicht, was ich mir sagen soll ... Aber es ist schön zu spüren: Ich bin nicht allein ... Er hört sich irgendwie doof an ... Aber jeder Einzelne hier ist ein Teil meines Lebens ... Manche nur ein kleiner Teil, andere ein größerer ... Bei den einen gab es nur kurze gemeinsame Augenblicke ... Erfahrungen ... teils Belangloses ... mit anderen habe ich mehr Zeit verbracht ... intensiver ... querbeet ... und momentan bin ich für jeden kleinen Augenblick ... jedes Gespräch ... Streit ... Liebe ... was auch immer ... dankbar ... So viele kleine alltägliche

Dinge und Situationen prägen uns ... hinterlassen Spuren ... und machen uns zu dem, wer wir sind ... Ich freue mich über jede Erinnerung, die ich sammeln konnte ... Es sind nicht die großen Gesten, die letztendlich im Kopf bleiben ... Es sind die alltäglichen, oft gewöhnlichen Momente, die zu schnell vorbeigehen und die wir in dem Augenblick leider zu wenig wertschätzen ... Aber genau das empfinde ich zurzeit ... Dankbarkeit und Zufriedenheit ... Bei jedem einzelnen Namen ... gibt es gemeinsame Erinnerungen ... und das ist einfach schön.«

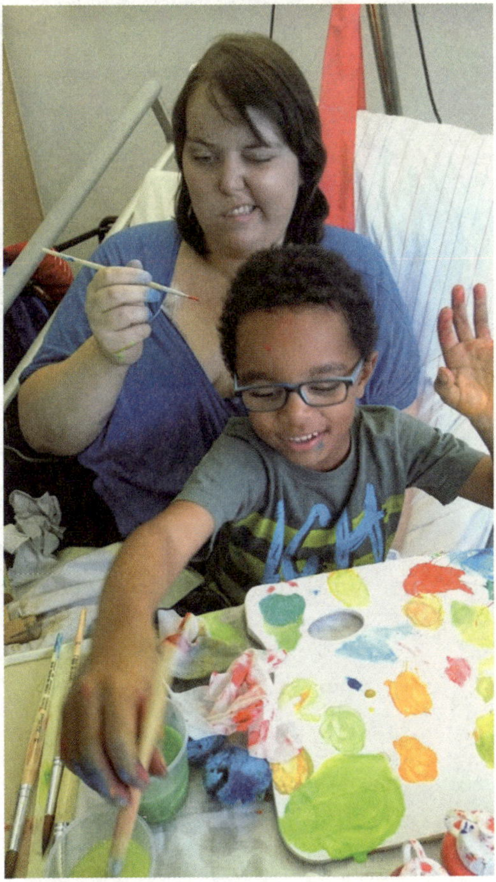

Anna S. und ihr Sohn Colin Deutlich zu erkennen: die linksseitige Gesichtslähmung durch den Tumor, und ein Kind, das trotz des Elends seiner Mutter auch fröhliche Momente hat.

Letztlich verschlechtert sich Annas Zustand schnell, die Bestrahlung wird abgebrochen und Anna verstirbt kurze Zeit später in einem Hospiz. Unsere Kunsttherapeutin hat sie und Colin weiter bis zum Tod begleitet und auch aktiv an der Begräbnisgestaltung mitgewirkt, z. B. wurde gemeinsam ein Kraftbild für die Beerdigung gemalt.

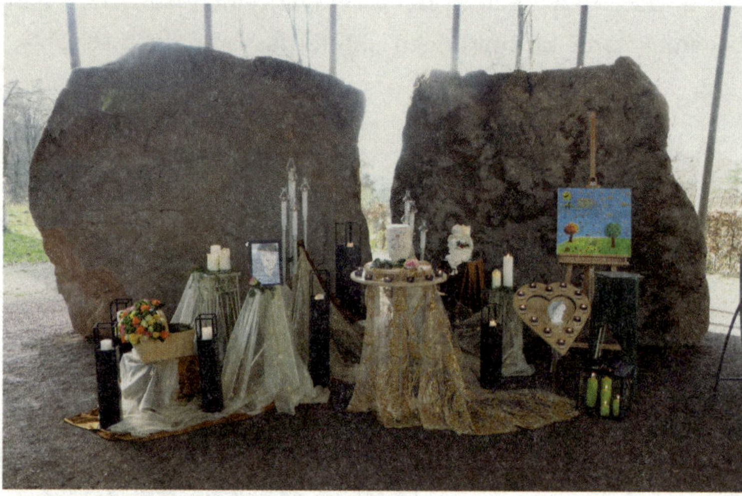

Ein letzter Wunsch von Anna lautete: »Meine Beerdigung soll ungezwungen sein, bitte kein Schwarz-Weiß. Kinder sollen dabei sein, es wird im Freien in der Natur stattfinden. Bei Wind können Drachen oder Luftballons losgelassen werden ...«

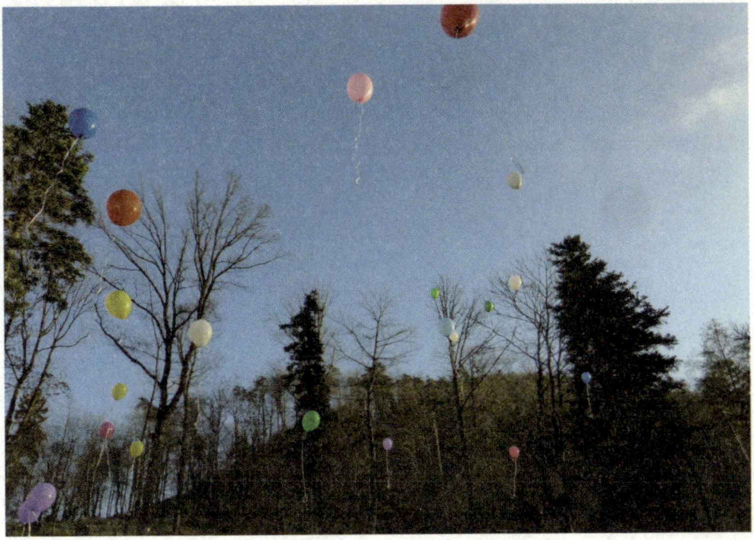

◈

Das Schönste, was ein Mensch hinterlassen kann,
ist ein Lächeln im Gesicht derjenigen, die an ihn denken.

Theodor Fontane

◈

Danksagung

Danksagungen sind etwas extrem Undankbares, und bevor ich die meisten Menschen dann doch unbeabsichtigterweise vergesse, bedanke ich mich ausnahmsweise nur bei einigen wenigen, ganz besonders wichtigen Menschen. Alle hier nicht Genannten sollen sich bitte trotzdem wertgeschätzt und gewuschelt fühlen.

Der größte Dank geht an meine Frau Gerrit. Seit fünfzehn Jahren erträgst du mich schon – was für eine Leistung. Du bist die Mutter unserer vier Kinder Leonie, Lilou, Levy und Lenyo, meine engste Verbündete und mein wichtigster Berater. Du stehst immer an meiner Seite und hältst mir konsequent in allen erdenklichen Lebenslagen den Rücken frei. Ohne dich wäre all das nicht möglich gewesen.

Danken möchte ich auch meinen Eltern Inge und Klaus für ihr jahrzehntelanges grenzenloses Vertrauen und ihre liebevolle und bedingungslose Unterstützung. Ihr seid die besten Eltern jemals und weltweit!

Vielen Dank an Manuela Osterburg, Kunsttherapeutin, und Christine Kukula, Musiktherapeutin, für die wundervollen Begleitungen, gemeinsam gestalteten Texte und Bilder, die wir in diesem Buch verwenden durften.

Danke auch an Anna Spies für die Möglichkeit, ihre Texte und Bilder veröffentlichen zu dürfen.

Ein letzter Dank geht an mein Team, durch die Bank weg sehr besondere Menschen, die ich hier leider nicht alle einzeln und persönlich angemessen würdigen kann.

Hier kann ich nur Benjamin Gronwald stellvertretend für alle besonders hervorheben: Seit Gründung unseres Zentrums hast Du an meiner Seite immer loyal und unermüdlich für unsere gemeinsame Vision gekämpft, obwohl Du es mit mir nicht wirklich immer einfach hast.

Liste nützlicher Websites (alphabetisch)

Bundesverband Kinderhospiz e. V.
www.bundesverband-kinderhospiz.de

Charta zur Betreuung schwerstkranker und sterbender Menschen in Deutschland
www.charta-zur-betreuung-sterbender.de

Deutsche Gesellschaft für Palliativmedizin (DGP)
www.dgpalliativmedizin.de

Deutscher Hospiz und Palliativverband (DHPV)
www.dhpv.de

Deutsche Krebshilfe
www.krebshilfe.de

Deutsche Krebsgesellschaft
www.krebsgesellschaft.de

Europa: European Association for Palliative Care
www.eapcnet.org

Österreichische Palliativgesellschaft
www.palliativ.at

Palliativ-Portal
www.palliativ-portal.de

Palliativ-Stiftung
www.palliativstiftung.de

Patienteninformations-Portal der Bundesärztekammer/Kassenärztlichen Vereinigung
www.patienten-information.de

Schweizerische Gesellschaft für Palliative Medizin, Pflege und Begleitung
www.palliative.ch

Therapie-Leitlinien in Deutschland
www.awmf.org/leitlinien.html

Wegweiser Hospiz und Palliativmedizin
www.wegweiser-hospiz-palliativmedizin.de

Broschüren zur Patientenverfügung:
Bundesjustizministerium
www.bmjv.de (Sucheingabe: »Patientenverfügung«)

Wollen Sie unsere Arbeit mit einer Spende unterstützen?

Entweder direkt (unsere tägliche Arbeit am Patienten)

Universitätsklinikum des Saarlandes - Zentrum für Palliativmedizin und Kinderschmerztherapie
Bank 1 Saar
IBAN: DE94 5919 0000 0097 7180 08
BIC: SABADE5S
Verwendung: Kinder-Palliativzentrum
www.uks.eu/palliativmedizin

oder unsere große Vision über unseren Förderverein

Förderverein für altersübergreifende Palliativmedizin e.V.
Kreissparkasse Saarpfalz
IBAN: DE28 5945 0010 1030 1339 02
BIC: SALADE51HOM
www.HoPa-HOMe.eu

Daniel Meyer / Lars Amend

Dieses bescheuerte Herz

Über den Mut zu träumen

Band 19705

Daniel ist 15 und hat nicht mehr viel Zeit. Sein Herz schlägt immer schwächer, und er weiß, dass er bald sterben wird. Doch er hat noch so viele Wünsche: Mal ohne Aufpasser (Mama, Krankenschwester, Lehrer) sein, mit einem coolen Sportwagen ohne Ziel durch die Gegend cruisen, einen Liebesbrief schreiben (und abschicken) ... und all diese Erlebnisse, Abenteuer und Träume in einem Buch festhalten. Und dann trifft er auf einen, mit dem er sich seine Herzenswünsche erfüllt, und beide erfahren, was wirklich zählt im Leben. Ein Buch über den Mut zu träumen und den Mut zu leben.

Mit einem aktualisiertem Nachwort:
So geht es Daniel heute!

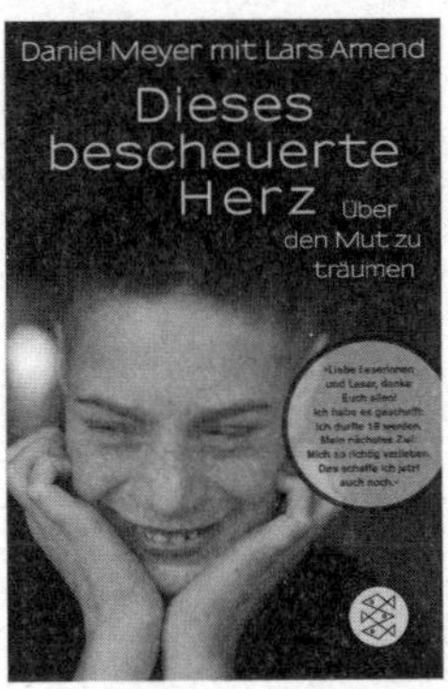

Das gesamte Programm gibt es unter
www.fischerverlage.de

fi 19705 / 1

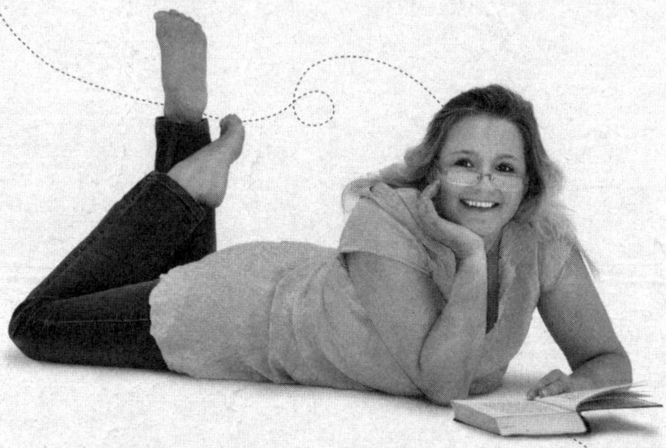